Verlag von Julius Springer in Wien I.

In Verbindung mit den Büchern der Ärztlichen Praxis und nach den gleichen Grundsätzen redigiert, erscheint die Monatsschrift

Die Ärztliche Praxis

Unter steter Bedachtnahme auf den in der Praxis stehenden Arzt bietet sie **aus zuverlässigen Quellen sicheres Wissen** und berichtet in kurzer und klarer Darstellung über alle Fortschritte, die für die ärztliche Praxis von unmittelbarer Bedeutung sind

Der Inhalt des Blattes gliedert sich in folgende Gruppen:

Originalbeiträge: Diagnostik und Therapie eines bestimmten Krankheitsbildes werden durch erfahrene Fachärzte nach dem neuesten Stand des Wissens zusammenfassend dargestellt.

Fortbildungskurse: Die internationalen Fortbildungskurse der Wiener medizinischen Fakultät teils in Artikeln, teils in Eigenberichten der Vortragenden. Das Gesamtgebiet der Medizin gelangt im Turnus zur Darstellung.

Seminarabende: Dieser Teil gibt die Aussprache angesehener Spezialisten mit einem Auditorium von praktischen Ärzten wieder.

Neuere Untersuchungsmethoden: Die Rubrik macht mit den neueren, für die Praxis geeigneten Untersuchungsmethoden vertraut.

Aus neuen Büchern: Interessante und in sich abgeschlossene Abschnitte aus der neuesten medizinischen Literatur.

Zeitschriftenschau: Klar gefaßte Referate sorgen dafür, daß dem Leser nichts für die Praxis Belangreiches aus der medizinischen Fachpresse entgeht.

Der Fragedienst vermittelt jedem Abonnenten in schwierigen Fällen kostenfrei und vertraulich, den Rat erfahrener Spezialärzte auf brieflichem Wege. Eine Auswahl der Fragen wird ohne Nennung des Einsenders veröffentlicht.

Die Ärztliche Praxis kostet **im Halbjahr zurzeit Reichsmark 3·60** zuzüglich der Versandgebühren.

Alle Ärzte, welche die Zeitschrift noch nicht näher kennen, werden eingeladen, Ansichtshefte zu verlangen.

Innerhalb Österreich wird die Zeitschrift nur in Verbindung mit den amtlichen „Mitteilungen des Volksgesundheitsamtes" ausgegeben.

DIATHERMIE, HEISSLUFT
UND
KÜNSTLICHE HÖHENSONNE

VON

PRIVATDOZENT Dr. PAUL LIEBESNY
WIEN

MIT 30 TEXTABBILDUNGEN

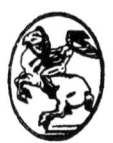

WIEN UND BERLIN
VERLAG VON JULIUS SPRINGER
1929

ISBN-13:978-3-7091-9675-5   e-ISBN-13:978-3-7091-9922-0
DOI: 10.1007/978-3-7091-9922-0

ALLE RECHTE, INSBESONDERE DAS DER ÜBERSETZUNG
IN FREMDE SPRACHEN, VORBEHALTEN
COPYRIGHT 1929 BY JULIUS SPRINGER IN VIENNA

Vorwort.

Der Arzt, der bei Anwendung eines Medikamentes dessen experimentell erwiesene oder auch nur hypothetische pharmakodynamische Wirkung kennt, wird zielbewußt die Indikation zur Anwendung dieses Medikamentes stellen und ist auch in der Lage, die Wirkung des betreffenden Pharmakons im Einzelfall kritisch zu beurteilen.

Das gleiche gilt naturgemäß für die physikalischen Heilmethoden. Die physikalischen Heilmethoden wurden großenteils zuerst von Laien angewendet und erst später in die Schulmedizin aufgenommen. Anfangs hatten sie gegen eine gewisse Geringschätzung seitens der Ärzteschaft anzukämpfen. Diese Geringschätzung wich aber dann einer vielfach gedankenlosen polypragmatischen Anwendung dieser Methoden. Es ist das Verdienst von Winternitz, zunächst für die Hydrotherapie die wissenschaftlichen Grundlagen geschaffen zu haben; für eine ganze Reihe anderer physikalischer Heilmethoden, wie Elektrotherapie, Lichttherapie und insbesondere Diathermie haben vielfach physiologisch experimentelle Arbeiten die Grundlage für die Beurteilung ihrer Wirksamkeit gegeben.

Wenn in diesem Büchlein über Wärmetherapie, und zwar über Diathermie und Heißluftanwendung sowie über die Anwendung der künstlichen Höhensonne in der Lichttherapie gesprochen werden soll, so ist es nicht zu umgehen, daß die physikalischen und physiologischen Grundlagen dieser Heilmethoden in Kürze besprochen werden, da sich aus diesen Erkenntnissen heraus die wichtigsten Indikationen der Anwendung dieser Methoden oft von selbst ergeben. Daß sich wie bei allen anderen Heilmethoden auch bei den physikalischen zahlreiche nur rein empirisch gefundene Heilwirkungen zeigen, darf uns nicht wundern. Man ist aber nicht berechtigt, gerade bei den physikalischen Heilmethoden nur von Suggestivwirkung zu sprechen, wenn die physiologische Erklärung der betreffenden Wirkung noch aussteht.

Schließlich sei noch betont, daß sich immer mehr gezeigt hat, wie wichtig gerade für die physikalischen Methoden eine richtige Technik ist, weshalb die Kapitel über die Technik ausführlicher besprochen werden sollen.

Diathermie, Heißluft- und Lichttherapie sind aus dem Rüstzeuge des Arztes nicht mehr wegzudenken. Da die physikalische Medizin im Lehrplane unserer Hochschulen sehr stiefmütterlich bedacht ist, so ist der praktische Arzt, insbesondere der Landarzt, meistens auf autodidaktische Ausbildung in diesen Methoden angewiesen. Dies Büchlein ist ein Versuch, dem Praktiker für diesen Selbstunterricht ein kurzer Wegweiser zu sein.

Inhaltsverzeichnis.

Seite

Diathermie.

I. Physikalische Vorbemerkungen 1
II. Technische Konstruktion der Diathermieapparate 7
III. Physiologische Vorbemerkungen 9
IV. Technik der Diathermieanwendung 15
   1. Lokale Diathermie 15
   2. Allgemeine Diathermie 27
   3. Dosierung des Diathermiestromes 28
V. Die wichtigsten Indikationen der Diathermiebehandlung ... 30
   1. Kreislauferkrankungen 30
     a) Erkrankungen des Herzens 30
     b) Gefäßerkrankungen 31
   2. Erkrankungen der Lunge und des Rippenfells 31
   3. Erkrankungen des Verdauungstraktes 32
   4. Erkrankungen der weiblichen Geschlechtsorgane 33
   5. Erkrankungen der männlichen Geschlechtsorgane 34
   6. Nervenkrankheiten 34
   7. Endokrine Störungen 36
   8. Erkrankungen der Gelenke 37
   9. Erkrankungen der Muskulatur 38
   10. Augenerkrankungen 39
   11. Ohrenerkrankungen 39
VI. Kontraindikationen der Diathermie 39
VII. Diathermie für chirurgische Zwecke 39
VIII. Vorsichtsmaßregeln bei der Diathermie 42
IX. Betriebsstörungen 43

Heißluftbehandlung.

I. Physiologische Vorbemerkungen 45
II. Technische Konstruktion der Heißluftapparate 47
III. Anwendungstechnik 50
IV. Die wichtigsten Indikationen 51
   1. Für die lokale Heißluftanwendung 51
   2. Für die allgemeine Heißluftanwendung 52

Künstliche Höhensonne.

I. Physikalische Vorbemerkungen 53
II. Physiologische Vorbemerkungen 54
III. Lokale Wirkungen der Bestrahlung 55
IV. Allgemeine Wirkungen der Bestrahlung 56
V. Technische Konstruktion der Quarzlampe 58
VI. Technik der Bestrahlung 60
   1. Allgemeinbestrahlung 60
   2. Lokale Bestrahlung 61

Seite
VII. Die wichtigsten Indikationen zur Anwendung der künstlichen
  Höhensonne 61
  1. Innere Krankheiten 61
    a) Erkrankungen der Atmungsorgane 61
    b) Kreislauferkrankungen 62
    c) Blutkrankheiten 63
    d) Erschöpfungszustände 63
  2. Besondere Indikationen bei Kindern 64
  3. Chirurgische Erkrankungen 65
  4. Hautkrankheiten 65

Anhang. Plastilin-Stanniol-Elektroden 67
Sachverzeichnis 69

Diathermie.

I. Physikalische Vorbemerkungen.

Die Wärmetherapie, welche lange Zeit — abgesehen von den hydrotherapeutischen Maßnahmen — in der Heißluftanwendung ihre einzige technische Möglichkeit fand, wurde durch die Dienstbarmachung der Hochfrequenzströme für diese Zwecke mächtig gefördert. Die Möglichkeit, in jeder beliebigen Körpertiefe und an jeder beliebigen Körperstelle lokal Überwärmung zu erzielen, war von fundamentaler Bedeutung nicht nur für die Thermotherapie an sich, sondern für die Ausbreitung und wissenschaftliche Anerkennung der physikalischen Therapie überhaupt. Das biologisch-physikalische Problem, das mit der Diathermie gelöst wurde, besteht darin, daß es nun möglich geworden ist, lebendes Körpergewebe mittels Hindurchleitung eines elektrischen Stromes zu erwärmen, ohne elektrolytische Gewebsschädigung zu verursachen. Die Stromarten, welche gewöhnlich verwendet werden, um aus elektrischer Energie Wärmeenergie zu schaffen, können zur direkten Erzeugung von Wärme im Körperinnern nicht verwendet werden. Wir setzen als bekannt voraus, daß technisch zur Umwandlung von Elektrizität in Wärme, wie zum Beispiel bei einem elektrischen Heizkörper oder bei der elektrischen Glühbirne, der von einer Dynamomaschine erzeugte Gleichstrom oder der Wechselstrom niedriger Frequenz verwendet wird. Bei Durchtritt eines Gleichstromes oder eines niedrig frequenten Wechselstromes durch den menschlichen Körper wird das vom Strom durchflossene Gewebe allerdings auch erwärmt, jedoch ist die Erwärmung bei den therapeutisch zulässigen Stromstärken unmerklich und unmeßbar gering. Große Stromstärken führen allerdings auch bei diesen Stromarten zu einer wesentlichen Erwärmung des Körpergewebes, aber auch zur Tötung des betreffenden Individuums. So konnte zum Beispiel in Amerika bei Verbrechern, die durch den elektrischen Stuhl hingerichtet worden waren, im Rückenmarkskanal unmittelbar nach der Exekution eine Temperatur von 50⁰ C nachgewiesen werden.

Wie ist es nun zu erklären, daß die Diathermieströme durch den lebenden Körper in so hoher Intensität hindurchgeleitet werden können, daß eine deutliche und meßbare Erwärmung der betreffenden Körpergegend ohne Gewebsschädigung eintritt? Worin ist also, wenn man so sagen darf, die Entgiftung dieser Stromart begründet?

Um dies zu verstehen, müssen in aller Kürze einige physikalische Vorbemerkungen über die in der Elektromedizin am häufigsten angewendeten Stromarten vorausgeschickt werden.

Die in der Technik und in der Medizin am häufigsten verwendeten Stromarten sind erstens der Gleichstrom (Abbildung 1), dies ist ein Strom, dessen elektromotorische Kraft

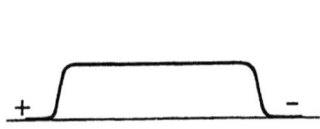   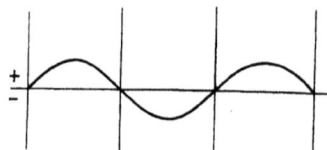

Abbildung 1. Gleichstromkurve.   Abbildung 2. Sinuskurve.

stets in derselben Richtung wirkt. Ein reiner Gleichstrom wird beispielsweise von Elementen oder von Akkumulatoren geliefert. Die zweite wichtigste Stromart ist der Sinusstrom (Abbildung 2). Dieser entsteht auf folgende Weise: Läßt man in dem Kraftfelde eines starken permanenten Magneten ein Drahtsystem rotieren, wodurch periodisch in immer gleicher Art Kraftlinien geschnitten werden, so tritt bei Drehung des Drahtsystems von 0 bis 180⁰ in diesem Drahtsysteme ein Strom nach der einen Richtung und bei Weiterdrehung von 180 bis 360⁰ nach der entgegengesetzten Richtung auf. Hiebei steigt die Spannung und die Stromstärke im Verlaufe der ganzen Drehung von 0 bis 360⁰ wie der Sinus eines Winkels an oder ab. Die Maxima liegen bei 90 und 270⁰, die Minima bei 180 und 360⁰. Wegen des Verlaufes dieser Stromart in einer Sinuskurve wird der Wechselstrom auch Sinusstrom genannt. Eine ganze Schwankung von 0 bis 360⁰ nennt man Periode und die in einer Periode vorkommende Kraftrichtungsänderung heißt Wechsel. Zum Begriff des reinen Wechselstromes gehört außer der Richtungsänderung speziell die Sinuskurve, welche zum Beispiel der faradische Strom (Abbildung 3), das ist der aus der sekundären Spule eines Induktoriums entnommene Strom, nicht besitzt, weshalb er auch nicht mit dem Sinusstrome verwechselt werden darf. Der Sinusstrom, und zwar sowohl der

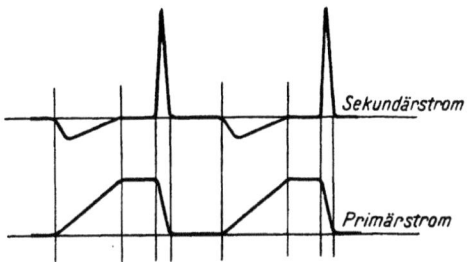

Abbildung 3. Kurven des faradischen Stromes.

einphasige als auch der mehrphasige — besonders gebräuchlich ist der dreiphasige Sinusstrom oder Drehstrom (Abbildung 4) — wird in Stromgeneratoren erzeugt, welche im Prinzip aus einem permanenten Magneten und einem in dessen Kraftfeld rotierenden Anker bestehen. Der Anker enthält einen Eisenring, auf dem möglichst zahlreiche Drahtwindungen angebracht sind. Man unterscheidet eine ganze Reihe solcher Ankerwicklungen, so beispielsweise den Grammeschen Ring u. a. Durch Anbringung passender Kommutatoren kann der Generator auch Gleichstrom liefern. An Stelle des permanenten Magneten verwendet man nach Siemens einen Elektromagneten, der von dem Anker aus selbst mit Strom versorgt wird, so daß mit zunehmender Stromstärke auch das Magnetfeld an Intensität gewinnt. Eine derartig konstruierte Maschine ist eine Dynamomaschine. Der dreiphasige Sinusstrom wird von Dynamomaschinen geliefert, deren Induktionsspulen drei voneinander getrennte Leitungssysteme besitzen.

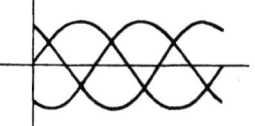

Abbildung 4. Drehstromkurve.

Die von diesen Maschinen erzeugten Wechselströme haben gewöhnlich eine Frequenz von 50 Perioden pro Sekunde. Wegen dieser niedrigen Frequenz werden diese Ströme daher auch als Wechselströme niederer Frequenz bezeichnet.

Die für Diathermie in Betracht kommenden Wechselströme von hoher Frequenz können mit den im vorhergehenden kurz erwähnten rotierenden Maschinen nicht erzeugt werden, da die technische Höchstleistung auf diesem Weg nur eine Periodenzahl von 60.000 pro Sekunde erreicht, während der Hochfrequenzstrom mit seinen für die Elektromedizin notwendigen charakteristischen Eigenschaften eine Millionenfrequenz aufweisen muß. Den Weg zur Erzeugung derartiger Ströme hat die Analyse des elektrischen Funkens gewiesen: Legt man an die beiden Belege einer aufgeladenen Leydener Flasche je einen Draht und nähert man die beiden Drähte aneinander, so kommt es bei einer bestimmten Distanz der beiden Drahtenden unter Funkenbildung zu einem Ausgleich der Potentialdifferenzen des inneren und äußeren Belegs der Leydener Flasche. Wenn man einen derartigen Funken in einem schnell rotierenden Spiegel betrachtet oder auf einem schnell rotierenden photographischen Papier registriert, so sieht man kein ununterbrochenes gleichförmiges Lichtband, sondern das Bild des Funkens stellt sich sowohl im Spiegel als auch im Photogramme als ein Wechsel von hellen und dunklen Streifen dar. Die Erklärung für dieses Phänomen liegt darin, daß die mit Funkenbildung einhergehende elektrische Entladung nicht einfach ein kontinuierlicher Übergang der elektrischen Energie von einem Orte höheren Potentials zu einem Orte niedrigeren Potentiales ist, sondern nach Auflading des Ortes mit niederem Potential kommt es zu einer Rückschwingung der Elektrizität zu dem Orte, von dem die Elektrizität abgeflossen ist usf. Dieser Entladungsvorgang an der Leydener Flasche erfolgt in ungefähr 20 Oszillationen (Schwingungen in 1/50.000 Sekunde). Die elektrische Funkenentladung ist also das Paradigma der elektrischen Schwingung des hochfrequenten Wechselstromes. Diese Schwingungen, welche durch eine elektrische Funkenentladung erfolgen, haben einen endlichen Ablauf. Denn einerseits wirkt der Luftwiderstand zwischen den beiden Entladungspolen der Leydener Flasche an sich dämpfend. Andererseits wird ein Teil der elektrischen Energie in Wärme umgewandelt; denn die Funkenbildung wird ja dadurch verursacht, daß ein Teil der metallischen Pole durch die Umwandlung der elektrischen Energie in Wärme verdampft und durch Hinzutritt des Luftsauerstoffes glühend wird. Luftwiderstand und Umwandlung der elektrischen Energie in andere Energieformen bedingen also, daß die elektrische Funkenentladung eine gedämpfte Schwingung darstellt. Wenn sich der Vorgang der Funkenentladungen fortgesetzt erneuern soll, so muß die Auflading der Leydener Flasche ununterbrochen erfolgen. Dies könnte zum

Beispiel durch eine Influenzmaschine bewerkstelligt werden, jedoch würde eine derartige Maschine sowohl für die Zwecke der Technik als auch für die Zwecke der Medizin zu geringe Energien liefern.

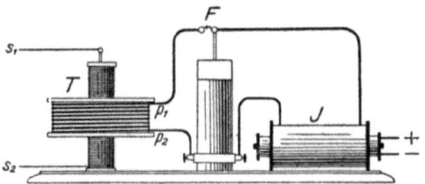

Abbildung 5. Hochfrequenzapparat nach Tesla.

Die grundlegende physikalische Konstruktion der Hochfrequenzapparate stammt von Nikola T e s l a (Abbildung 5). Eine Leydener Flasche L wird mittels eines Induktionsapparates aufgeladen. Diese Leydener Flasche wird mit einem Transformator verbunden. Ein Transformator dient im allgemeinen zur Umwandlung elektrischer Ströme von geringer Spannung und hoher Intensität in solche von hoher Spannung und geringer Intensität und umgekehrt. Ein Transformator besteht im Prinzip aus einem Eisenkörper, der entweder stabförmig oder besser ring- oder rahmenförmig ist und aus einzelnen Lagen von Eisendrähten oder Eisenbändern besteht. Um diesen Eisenkörper herum sind zwei Drahtwindungen angebracht (Abbildung 6). Man nennt jene Drahtwindung oder Wicklung, welche von dem zu transformierenden Strome gespeist wird, die primäre Wicklung. Wird sie vom Strome durchflossen, so induziert sie mittels ihres Kraftfeldes in der zweiten Wicklung, welche die

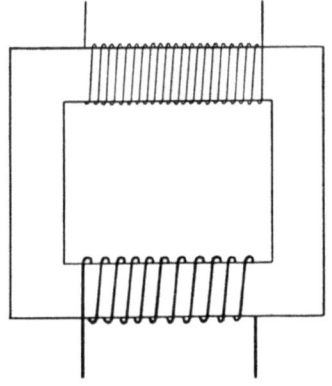

Abbildung 6. Transformator.

sekundäre Wicklung genannt wird, einen Strom, dessen Spannung von der Anzahl der in der Zeiteinheit schneidenden Kraftlinien abhängt und daher durch drei Größen bestimmt wird: Durch die Intensität des primären Stromes, durch die Geschwindigkeit, in welcher der Schnitt der Kraftlinien erfolgt, also durch die

Raschheit der Stromschwankungen, und schließlich durch die Anzahl der Windungen in der sekundären Wicklung.

Die Verbindung der Leydener Flasche bei der Teslaschen Konstruktion mit dem Transformator ist folgende: Der äußere Beleg der Leydener Flasche ist mit dem einen Drahtende der Primärspule des Transformators verbunden, während das andere Drahtende dieser Spule mit einer Kugel versehen ist. Diese Kugel bildet mit einer zweiten gleich großen Kugel, welche mit dem inneren Beleg der Leydener Flasche verbunden ist, eine Funkenstrecke. Diese beiden Kugeln dürfen nur so weit voneinander abstehen, daß eine Funkenentladung möglich ist. Durch den oszillierenden Entladungsfunken finden Hunderttausende von Stromwechseln in der Sekunde statt. Die bereits hohe Spannung des auf diese Weise im Primärstromkreise des Transformators fließenden Stromes hoher Frequenz wird in der Sekundärspule noch gewaltig gesteigert, wobei selbstverständlich die Höhe der Frequenz unbeeinflußt bleibt. Aus den Drahtenden der sekundären Spule kann also bei dieser Apparatur ein Strom von hoher Spannung und Frequenz bei niedriger Intensität entnommen werden. Diese Stromart wurde zuerst von dem französischen Physiologen A r s o n v a l in die Medizin eingeführt und findet heute noch als Arsonvalisation medizinische Anwendung. Arsonval konnte bei Anwendung dieser Stromart als erster Erwärmung der behandelten Körperteile beobachten, ohne sich gerade der Bedeutung des beobachteten Phänomens bewußt zu werden; in seinen Publikationen bezeichnet er daher die bei der Arsonvalisation auftretende Gewebserwärmung als störend. Z e y n e k hat das unbestreitbare Verdienst, als erster im Jahre 1898 darauf hingewiesen zu haben, daß die Teslaschwingungen ein Mittel darstellen, eine gleichmäßige Durchwärmung des menschlichen Körpers herbeizuführen. Zeynek fand dann in Bernd und Preys zwei Mitarbeiter, welche seine Bestrebungen wesentlich förderten; sie haben an der Ortnerschen Klinik in Innsbruck die ersten klinischen Versuche mit dem von ihnen konstruierten Diathermieapparat durchgeführt.

Die von Tesla angegebene Grundkonstruktion zur Erzeugung von Hochfrequenzströmen mußte bis zu der heutigen Form der Diathermieapparate manche Wandlungen durchmachen. Es sei nur darauf hingewiesen, daß bei der ursprünglichen Teslaschen Konstruktion die hochfrequenten Wechselströme nicht kontinuierlich, sondern diskontinuierlich verlaufen, weil eine Leydener Flasche, die sich eben entladen hat, eine gewisse Zeit braucht, bis sie sich wieder auflädt; ferner ist beim Diathermiestrom, der hauptsächlich zur Erzeugung von Wärme im Gewebe verwendet wird, ein Hochfrequenzstrom hoher Intensität bei niedriger Spannung nötig, während der Arsonvalstrom, welcher durch ein Teslainstrumentarium erzeugt wird, einen hochgespannten Hochfrequenzstrom niedriger Intensität liefert. Die Erzeugung kontinuierlicher Hochfrequenzströme ermöglichte die besondere Konstruktion der Funkenstrecke.

II. Technische Konstruktion der Diathermieapparate.

Zum Unterschied von der ersten Teslaschen Konstruktion wird bei den wichtigsten Typen der Diathermieapparate, die jetzt in Verwendung stehen, nicht der Strom eines Induktoriums zur Aufladung eines Kondensators verwendet, sondern der Sinusstrom des Straßennetzes. Wenn an einem Betriebsort für einen Diathermieapparat nur Gleichstrom zur Verfügung steht, so muß er durch einen Umformer in Wechselstrom umgewandelt werden. Die Netzspannung, welche gewöhnlich 110 bis 220 Volt beträgt, wird durch einen Transformator, der sich innerhalb des Diathermieapparates befindet, auf zirka 1500 bis 2000 Volt hinauftransformiert, während für die Teslafunkenstrecke eine Spannung von 15.000 bis 30.000 Volt notwendig ist. Die relativ niedrige Spannung, die beim Diathermieapparate zur Überbrückung der Funkenstrecke ausreicht, ist einer besonderen Konstruktion dieser Funkenstrecke durch den Physiker Wien zu danken. Diese Funkenstrecken sind runde Kupferscheiben (Abbildung 7) oder bei den modernen Apparaten Scheiben aus Wolframmetall. Die Wolframscheiben sind trotz ihrer Kostspieligkeit den Kupferscheiben vorzuziehen, weil sich die Kupferscheiben zu rasch abnützen.

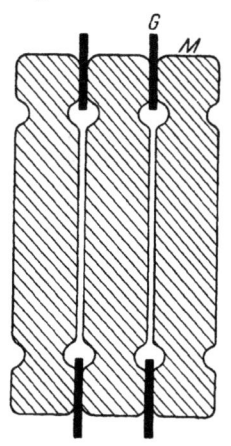

Abbildung 7. Funkenstrecke.

Diese Metallscheiben sind entweder dauernd durch isolierende Glimmerringe in einen Abstand von 0·2 bis 0·1 Millimeter gebracht oder es ist die eine Scheibe fix angebracht, während die andere an einem Zapfen befestigt ist, der in einem Mikrometerschraubengewinde läuft, so daß die beiden Scheiben jeweils in die optimale Distanz gebracht werden können. Die beim Funkenübergang entstehende Überhitzung der Funkenstrecken wird je nach der Apparatkonstruktion durch Wasserkühlung oder durch Kühlrippen vermieden. Bei den Apparaten älterer Konstruktion von Reiniger, Gebbert und Schall wurde die Kühlung durch verdunstenden Alkohol bewerkstelligt, was allerdings den Betrieb etwas verteuert hat und bei den neueren Typen nicht mehr üblich ist. Eine ordentliche Kühlung der Funkenstrecke während des Betriebes ist aber unbedingt notwendig, denn eine erhitzte, mit Metalldämpfen erfüllte Luft wirkt als ein guter elektrischer Leiter, während kalte Luft ein guter Isolator ist. Bei Überhitzung der Metallscheiben der Funkenstrecken wird also die Luftschichte zwischen den Scheiben, welche im kalten Zustande als Isolator wirkt, für Elektrizität leitend. Dadurch sind die Metallscheiben der Funkenstrecken gleichsam leitend verbunden, was sich im Betriebe als Aussetzen des Diathermiestromes erkennen läßt. Die geringe Distanz der Funkenstrecken, ihre relativ große Oberfläche und die Vorrichtungen für die Kühlung ermöglichen ein dauerndes Überspringen zahlloser Fünkchen zwischen den Funkenstrecken und dadurch die Umwandlung des niedrig frequenten kontinuierlichen Wechselstromes in einen kontinuierlichen Hochfrequenzstrom. Der so erzeugte Hochfrequenzstrom wird aber nicht direkt zur Behandlung verwendet, sondern die primären Schwingungen werden auf einen zweiten Kreis induktiv, also nicht durch direkte Schaltung übertragen und erst in diesem zweiten Kreise, dessen Stromstärke durch ein Hitzdrahtamperemeter gemessen wird, wird der Patient durch entsprechende Elektroden eingeschaltet. Die Spannung in diesem zweiten Kreise beträgt dann nur mehr mehrere 100 Volt. Man kann diesen Strom dem menschlichen Körper in einer Stromintensität von 1 bis 5 Ampere zuführen, das ist eine Stromstärke, welche zur Umwandlung der Elektrizität in Wärme für technische Zwecke, wie beispielsweise bei Heizkörpern oder bei elektrischen Glühlampen, durchaus genügt und der auch in physikalisch ganz gleichartiger Weise, nämlich als Joulesche Widerstandswärme im menschlichen Körper sich in Wärme umwandelt. Durch einen einfachen Versuch läßt sich dieses Phänomen demonstrieren. Schaltet man in den Diathermiestromkreis eine Glühlampe und einen Menschen ein, so leuchtet diese Glühlampe hell auf, während der Mensch bei dieser Schaltung von einer Hand zur anderen Hand in den Handgelenken eine deutliche Erwärmung fühlt.

Die Fabrikation der Diathermieapparate steht heute auf einem so hohen Standpunkte der Vollendung, daß die verschiedenen Typen der meisten großen Firmen, von denen ich die wichtigsten in alphabetischer Reihenfolge aufzählen möchte, durchaus verläßlich sind; es sind diese: Gaife, Koch & Sterzel, F. Reiner & Co, Sanitas, Schulmeister, Siemens-Reiniger-Veifa und Otto Sommer; aber auch ältere Apparatkonstruktionen, wie beispielsweise die von der früheren Firma Reiniger, Gebbert und Schall, können durch Einbauen einer Wolframfunkenstrecke modernisiert werden und sind dann den neueren Apparaten vollständig gleichwertig; mit dem Umbau älterer Apparattypen beschäftigt sich unter anderen Karl Marholt in Wien.

Bei Anschaffung eines Diathermieapparates wird man sich darüber klar sein müssen, welche Leistung man von ihm verlangen muß. Wenn man sich nur mit der Diathermiebehandlung von Augen, Ohren und Nase einschließlich der Kaltkaustik zum Beispiel für die Blase beschäftigen will, so genügt ein kleiner Apparat niedriger Leistung. Für den Betrieb im Ordinationszimmer eines praktischen Arztes wird im allgemeinen ein Apparat mittlerer Leistung entsprechen. Hingegen kann dort, wo täglich eine mehrstündige Dauerleistung und etwa auch die gleichzeitige Verwendung von zwei bis vier Elektrodenpaaren beabsichtigt ist, nur die Anschaffung eines Apparates höchster Leistung empfohlen werden, da bei einer übermäßigen Inanspruchnahme eines zu schwachen Apparates naturgemäß Betriebsstörungen häufiger eintreten.

III. Physiologische Vorbemerkungen.

Tesla konnte als erster zeigen, daß die Hochfrequenzströme trotz hoher Spannung oder trotz hoher Intensität für den menschlichen und tierischen Körper ungefährlich sind, während ja, wie allgemein bekannt ist, ein Gleichstrom oder ein niederfrequenter Wechselstrom bei wesentlich niedrigerer Spannung oder Intensität unheilvolle Wirkungen entfalten kann. Die Erklärung für diese verschiedene Wirkung hochfrequenter Ströme gegenüber niederfrequenten Strömen gibt das von Nernst gefundene Gesetz, welches in der Formel $R = \frac{I}{\sqrt{n}}$ (R = Reizwirkung, I = Intensität, n = Wechselzahl), seinen Ausdruck findet. Da beim Hochfrequenzstrome die Wechselzahl über eine Million pro Sekunde beträgt, so ergibt sich aus der Formel allein schon die Reizlosigkeit dieser Ströme.

Zum besseren Verständnisse sei jedoch noch einiges hinzugefügt. Es ist ja allgemein bekannt, daß bei Hindurchsendung eines Gleichstromes, aber auch eines niedrig frequenten Wechselstromes durch eine Salzlösung Elektrolyse eintritt, wobei die Kationen zur Kathode, die Anionen zur Anode wandern. Diese elektrolytischen Veränderungen treten natürlich auch beim Durchtritte des elektrischen Stromes durch tierische Zellen in Erscheinung. Unter Einwirkung des Stromes beginnt der salzartige Zellinhalt durch die permeablen Zellmembranen zu wandern, und es treten Konzentrationsänderungen in den einzelnen Zellen auf, welche, wenn sie beispielsweise die Zellen eines sensiblen Nerven treffen, als Schmerzreiz zum Zentrum geleitet werden oder, wenn sie die Zellen eines motorischen Nerven treffen, eine Zuckung in dem zugehörigen Muskel auslösen. Jeder elektrische Reiz einer lebenden Zelle beruht also auf der bei der Elektrolyse auftretenden Ionenwanderung. Dieser elektrochemische Vorgang kann aber durch hochfrequente Ströme deshalb nicht ausgelöst werden, weil die Ionen mehr als eine Million mal in der Sekunde von elektrischen Impulsen in entgegengesetzter Richtung getroffen werden und deshalb buchstäblich nicht Zeit finden, eine Wanderung anzutreten. Es unterbleibt daher die Elektrolyse und damit jede elektrische Reizwirkung.

Beim Durchtritte des Diathermiestromes durch den Körper bleibt daher nur eine Wirkung übrig, das ist die Umwandlung der elektrischen Energie in Wärme in dem stromdurchflossenen Gewebe, und zwar ist nach dem Jouleschen Gesetze die Wärmemenge in Kalorien $C = I^2 . W . T$ ($I = $ Intensität, $W = $ Widerstand, $T = $ Zeit); und wenn man berücksichtigt, daß der Widerstand eines Körpers direkt proportional ist seinem spezifischen Widerstande s und seiner Länge L und umgekehrt proportional seinem Querschnitte q, so ergibt sich die Formel

$$C = \frac{I^2 . T . s . L}{q}.$$

Die bei der Diathermie entstehende Wärmemenge in Kalorien ließe sich aus obiger physikalischer Formel leicht berechnen, wenn nicht der spezifische Widerstand der einzelnen Körperorgane verschieden wäre. Dazu kommt noch, daß dieselben Körperorgane ein und desselben Individuums zu verschiedenen Zeiten verschiedene spezifische elektrische Widerstände darbieten. Dies gilt insbesondere von der menschlichen Haut, welche insbesondere bei starkem Schwitzen besser leitend ist als im relativ trockenen Zustande. Abgesehen von dieser Variabilität des Widerstandes der einzelnen Körperorgane durch Zustandsänderungen ist durch Messungen festgestellt worden, daß die Knochen den höchsten spezifischen Widerstand darbieten; dann folgen Fettgewebe, Haut, Muskeln und Nerven, während den niedrigsten spezifischen Widerstand die Körperflüssigkeiten Blut, Harn, Aszitesflüssigkeit usw. aufweisen. Die obige Formel ergibt, daß bei gleicher Stromintensität das Gewebe mit höherem Widerstande beim Stromdurchtritte stärker erwärmt wird als das mit niedrigerem Widerstande, so daß sich also bei querem Hindurchtritte des Stromes — technisch-physikalisch gesprochen: bei Hintereinanderschaltung von Haut, Muskel und Knochen — der Knochen am stärksten erwärmen wird (Abbildung 8). Erfolgt aber der Durchtritt des elektrischen Stromes in der Längsrichtung der Gewebe, was technisch-physikalisch als Parallelschaltung zu bezeichnen wäre, so verhalten sich die Stromintensitäten umgekehrt wie die parallel geschalteten Widerstände, das heißt, es tritt bei Parallelschaltung in das Gewebe mit geringerem

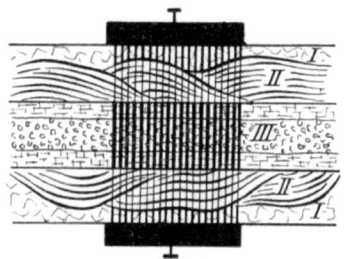

Abbildung 8. Stromdurchtritt bei Hintereinanderschaltung der Gewebe.

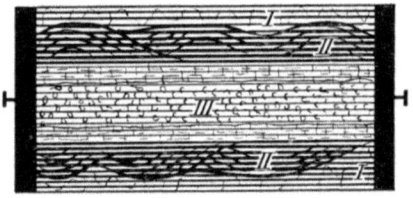

Abbildung 9. Stromdurchtritt bei Nebeneinanderschaltung der Gewebe.

Widerstande eine größere Stromintensität ein wie in das mit größerem Widerstande. Da die Erwärmung mit dem Quadrate der Stromintensität zunimmt, wird somit bei dieser Schaltungsart (Abbildung 9) in dem Gewebe mit dem niedrigsten Widerstande, also in dem angenommenen Beispiel im Muskel, die größte Erwärmung auftreten. Eine physikalisch reine Hintereinanderschaltung oder reine Parallelschaltung ist bei Einschaltung menschlicher Körperteile oder Gliedmaßen meistens nicht möglich; insbesondere ist eine Parallelschaltung ohne gleichzeitige Hintereinanderschaltung von Geweben nicht durchführbar; darauf wird noch bei der Technik der Diathermieapplikation zurückzukommen sein.

Aus dem Vorhergehenden ergibt sich, daß die bei der Diathermie entstehende Gewebserwärmung im Gewebe selbst entsteht. Diese alle Gewebsschichten, welche vom Strom durchflossen werden, treffende Erwärmung führt zum Unterschiede von äußeren Wärmemethoden nicht zu einer augenfälligen Hyperämie der Haut, wie man sie beispielsweise nach einer Heißluftbehandlung zu sehen gewohnt ist. Wenn man aber zum Beispiel bei einem Menschen das eine von beiden Knien diathermiert, so kann man nachher schon durch bloßes Anfühlen eine sehr deutliche Erwärmung des behandelten Gelenkes im Vergleiche zum unbehandelten feststellen und die auf solche Weise behandelten Patienten geben immer wieder an, daß sie in der diathermierten Körperpartie ein oft viele Stunden nachwirkendes Wärmegefühl haben. Dieses Wärmegefühl hat in der oft lange nach der Diathermierung fortbestehenden Hyperämisierung seine Ursache. Diese lange nachwirkende Hyperämisierung konnten Kolmer und Liebesny in experimentellen Versuchen am Hundehoden zeigen, wobei sich bei diesen Versuchen noch 48 Stunden nach der letzten Diathermierung eine größere Blutfülle und eine ausgesprochene Hyperämie der Samenstranggefäße nachweisen ließ. In diesen Versuchen konnte auch gezeigt werden, daß zur Erzielung einer derartig lange nachwirkenden Hyperämie keinesfalls so hohe Stromdosen notwendig sind, welche etwa zu einer Verbrennung in der den Elektroden zunächst liegenden Hautschicht führen könnten. Vielmehr muß auf Grund dieser Untersuchungen in Übereinstimmung mit Untersuchungen von Fürstenberg, Schemel und Kowarschik darauf hingewiesen werden, daß die Hyperämiewirkung in der Tiefe bei mäßiger Stromintensität und längerer Behandlungsdauer besser erreicht wird als umgekehrt. Bei Anwendung hoher Stromdosen tritt eine übermäßige Hyperämie in der Haut auf, was ja fast nie der Zweck gerade dieser Behandlungsmethode ist. Durch starke Hyperämisierung der Haut wird aber eine Tiefenwirkung geradezu hintangehalten, da die gesteigerte Blutzirkulation an der Oberfläche wie ein Kühlfilter wirkt.

Durch die Hyperämisierung bei Diathermie ist eine der wesentlichsten Diathermieeffekte, das ist die Schmerzstillung, zu erklären. Denn nach den Untersuchungen von Bier, welcher zeigen konnte, daß auch die durch Stauung bewirkte Hyperämie schmerzstillend wirkt, können wir die Schmerzstillung nicht der Wärmewirkung an sich zuschreiben, sondern müssen die Ursache der schmerzstillenden Wirkung in der durch die Wärme auftretenden Hyperämie erkennen. Kowarschik meint allerdings, daß die häufig prompte Schmerzstillung durch Diathermie bei Neuralgien, Myalgien und Arthralgien oft selbst dann zu beobachten ist, wenn bei geringster Stromintensität kaum eine Erwärmung erzielt werden konnte, so daß er annimmt, daß die elektrischen Schwingungen dieser Stromart eine spezifisch analgetische Wirkung entfalten, welche anderen Wärmequellen fehlt. Wenn man in Vergleich zieht, daß auch der Leducsche Strom, welcher ein unterbrochener Gleichstrom niedriger Frequenz ist, eine spezifische schmerzstillende Wirkung ohne Wärmewirkung aufweist, so kann man die Annahme Kowarschiks für sehr wahrscheinlich halten.

Sowohl durch Hyperämie als auch durch die von Kowarschik angenommene spezifische Stromwirkung ist die antispasmodische krampflösende Wirkung der Diathermie zu erklären, welche sowohl bei quergestreifter als auch bei glatter Muskulatur in Erscheinung tritt.

Die bakterizide Wirkung der Diathermie ist wohl kaum primär, wie noch vielfach angenommen wird, in der Wärmewirkung allein zu suchen, da ja selbst die thermosensiblen Gonokokken erst bei einer Temperatur von 44·5 Grad Celsius ernsthaft geschädigt werden, welche Temperatur man dem menschlichen Körpergewebe nicht zumuten kann. Wohl aber führt die Hyperämie auch zu einer Hyperlymphie und Leukozytose, wodurch das Wachstum von Kokken wirkungsvoll gehemmt oder gestört wird. Es soll damit nicht bestritten werden, daß thermosensible Bakterien durch die Diathermieerwärmung primär geschädigt werden. Dies ergibt sich aus der klinischen Erfahrung, daß die Diathermie bei gonorrhoischen Gelenkserkrankungen geradezu spezifisch wirkt. Man muß dabei annehmen, daß thermosensible Bakterien schon bei einer niedrigeren als der für sie kritischen Temperatur in ihrer Virulenz abgeschwächt werden.

Durch die in der Tiefe erzielbare Hyperämisierung und die damit erzielte stärkere Organdurchblutung kann das Wachstum insbesondere drüsiger Organe und die Sekretionstätigkeit dieser

Organe gefördert werden. So konnte ich im Jahre 1919 in der Wiener Gesellschaft für physikalische Therapie in einer Diskussionsbemerkung darauf hinweisen, daß bei mangelnder **Milchsekretion** stillender Mütter durch Diathermie der Brustdrüsen eine Steigerung der Milchsekretion herbeigeführt wird. Das gleiche gilt von den **Magensaftdrüsen**, von welchen L. Brody in Chicago im Jahre 1927 tierexperimentell am Hunde zeigen konnte, daß nach Magendiathermie, und zwar schon mit geringen Stromstärken, die freie und die gebundene Säure ansteigt, welche Beobachtung für die Behandlung der Achylia gastrica von Bedeutung ist. Experimentelle Untersuchungen am Hundehoden haben mich veranlaßt, bei primärer **Keimdrüsenunterfunktion** beim Manne Diathermie der Hoden durchzuführen, wobei die Erfolge recht zufriedenstellend sind; ebenso hat sich die Diathermiebehandlung hypoplastischer weiblicher Genitalien als erfolgreich erwiesen. Von anderen Drüsen mit innerer Sekretion ist insbesondere die **Hypophyse** einer wirksamen Diathermiebehandlung zugänglich. Szenes konnte an der Klinik Peham zeigen, daß durch Diathermie der Hypophyse klimakterische Ausfallserscheinungen günstig zu beeinflussen sind. Ich selbst konnte bei einem Fall von Dystrophia adiposo-genitalis, bei welcher es ja infolge einer Unterfunktion der Hypophyse zu Fettsucht kommt, Gewichtsabnahme nach Hypophysendiathermie beobachten. Diese günstigen Wirkungen der Diathermie auf die Drüsen äußerer oder innerer Sekretion sind ungezwungen damit zu erklären, daß die betreffenden Organe durch die Diathermiebehandlung aktiv hyperämisiert werden und damit in einen besseren Ernährungs- und Funktionszustand kommen.

Physiologisch interessant ist auch die von R. Gassul angegebene Diathermiebehandlung der **Milz** bei Asthma bronchiale, durch welche Behandlung oft gerade bei den schwersten Fällen dieser Art, die sonst jeder Behandlung trotzten, ein monatelanges Sistieren der Anfälle zu erzielen ist. Diese Wirkung der Milzdiathermie ist damit zu erklären, daß die Milz, welche als Hauptorgan zur Bildung von Antikörpern bei Anwesenheit von Antigenen betrachtet werden muß, durch Hyperämisierung in dieser Funktion gesteigert wird.

Alle physiologischen Beobachtungen und experimentellen Untersuchungen der Diathermiewirkung weisen somit eindeutig darauf hin, daß vor allem die durch die Diathermie ausgelöste **Organhyperämie** direkt oder indirekt das Wirkungsvolle an dieser Behandlungsart ist.

IV. Technik der Diathermie-Anwendung.
1. Lokale Diathermie.

Die Zuführung des Diathermiestromes zum menschlichen Körper bei lokaler Anwendungsart erfolgt am besten mit blanken Bleiplatten, welche mittels entsprechender Leitungsschnüre an die Klemmen des Diathermieapparates angeschlossen werden.

Hinsichtlich der L e i t u n g s s c h n ü r e ist zu sagen, daß es nicht notwendig und auch nicht zweckmäßig ist, die von verschiedenen Firmen erzeugten kostspieligen Diathermiekabel zu verwenden; denn alle diese Kabel sind meistens in ihrem Querschnitt überdimensioniert, ferner sind sie häufig spröde und leicht abknickbar. Dazu kommt, daß die dazugehörigen Kabelschuhe bei jeder Firma ein spezielles Schraubengewinde aufweisen, so daß die Kabelschuhe der einen Firma nicht an die Kabel einer anderen Firma anschließbar sind; weiters ist das Gewinde an das Kabel angelötet und es kommt an der Lötstelle nach relativ kurzer Benützungsdauer zu einem Abbrechen des Gewindes. Die dann notwendige Reparatur ist durch den Arzt selbst kaum durchführbar.

Schon seit zirka zwölf Jahren verwende ich daher als Diathermiekabel gewöhnliche Lichtleitungsschnüre, wie man sie in jedem Haushalte zum Anschlusse von elektrischen Stehlampen, Bügeleisen und dergleichen an den Straßenstrom in Benützung hat. Man nimmt zur Herstellung eines Diathermiekabels zirka eineinhalb Meter einer Kupferdrahtlichtlitze und macht deren Draht an beiden Enden im Ausmaße von zirka zwei Zentimetern in der Weise blank, daß man die Seiden- oder Zwirnwickelung und die innere Gummiisolierung abbrennt; zu diesem Zwecke wird das Schnurende senkrecht in die Höhe gehalten und ein brennendes Streichhölzchen an die abzubrennende Stelle gebracht. Sobald die Isolierschichten verkohlt sind, wird das Drahtende mit einer Taschenmesserklinge blank geschabt. Damit sich die Isolierung nicht zerfasert, wird sie mit einigen Touren Zwirn festgebunden. Das eine Drahtende wird hierauf in einen Stecker (Abbildung 10) oder Kabelschuh befestigt, wie sie jetzt überall für die Verwendung bei Radioapparaten leicht erhältlich sind. Am anderen Ende des Kabels werden Klemmen befestigt, welche schon seit mehr als einem Jahrzehnt von mir verwendet werden und welche unter dem Namen Liebesny-Klemmen von der Firma Otto Sommer in Wien erzeugt werden; diese Klemmen (Abbildung 10a) weisen zwei Schrauben auf. Die eine dient zum Festklemmen des Drahtes der Litze; am Zusammenstoß zwischen Litze und Kabelschuh wird zweckmäßigerweise ein zirka drei Zentimeter langer Gummischlauch darübergezogen. Die zweite Schraube dient zum Festschrauben der beiden Branchen des Kabelschuhes, zwischen welche die Bleiplattenelektrode gesteckt wird. Die Herstellung eines solchen Diathermiekabels ist überaus einfach und wohlfeil und reicht für die gewöhnlich zur Anwendung gelangenden Stromstärken, welche fast niemals drei Ampere überschreiten, vollkommen aus. Stärker dimensionierte Kabel sind nur bei Stromstärken über drei Ampere notwendig und Kabel mit starker äußerer Gummiisolierung, wie man sie

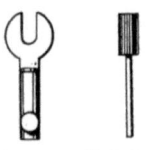
Abbildung 10. Kabelschuh und Stecker.

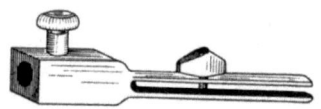
Abbildung 10a. Elektrodenklemme nach Liebesny.

häufig bei Diathermiapparaten in Verwendung findet, sind nur notwendig, wenn dieselben Kabel bei Arsonvalisation benützt werden; denn bei Arsonvalisation weist der Patientenstromkreis bei allerdings geringer Intensität eine so hohe Spannung auf, daß unzulänglich isolierte Kabel bei Berührung eine — allerdings ganz ungefährliche — Funkenentladung geben.

Als Elektrodenmaterial wird am besten blankes Bleiblech verwendet, und zwar in der Stärke von 0·5 Millimeter. Derartiges Bleiblech ist biegsam genug, um den meisten Körperteilen bequem angepaßt zu werden. Wegen der Wohlfeilheit dieses Materials ist es außerdem leicht möglich, für jeden Patienten eigene Elektroden zu verwenden, welche in jedem Falle individuell angepaßt werden können, wozu noch kommt, daß dieser Vorgang auch hygienisch am einwandfreiesten ist. Wenn sich in einzelnen Fällen oder an bestimmten Körperteilen Bleiblech als zu wenig anschmiegsam erweist, so kann man auch Stanniol verwenden. Allerdings lassen sich die Kabelschuhe am Stanniol selbst wegen seiner leichten Zerreißbarkeit nicht befestigen. Es muß daher an den Kabelschuh eine ganz kleine Bleiplatte befestigt werden, welche auf die Stanniolelektrode gelegt wird und gleichzeitig mit dieser an den betreffenden Körperteilen am besten mit Bindentouren befestigt wird. Die Überlegenheit blanker Bleielektroden, über die in den ersten Jahren nach Einführung der Diathermie verwendeten Drahtnetzelektroden, welche mit Stoff überzogen waren und daher vor der Applikation angefeuchtet werden mußten, steht bereits außer Diskussion.

Die Forderung, welche man an eine gute Diathermieelektrode vor allem stellen muß, ist die, daß sie im Verhältnisse zum Körpergewebe einen relativ sehr niedrigen Widerstand hat. Dadurch wird erreicht, daß sich die Elektrode selbst nicht erwärmt, was sehr wichtig ist, denn man will ja durch die Diathermie eine Tiefenerwärmung erzielen und nicht eine Erwärmung der Körperoberfläche. Erwärmt sich aber bei der Diathermie die Elektrode, so kommt es dadurch sehr rasch zu einer Überhitzung der Haut; dies zwingt zur Reduzierung der Stromstärke und unter Umständen sogar zur Ausschaltung des Stromes. Eine mit durchfeuchtetem Stoffe überzogene Elektrode hat unter allen Umständen einen höheren Widerstand als blankes Metallblech, denn Metall hat als sogenannter Leiter erster Ordnung einen viel niedrigeren Widerstand als jede Flüssigkeit. Reines Brunnen- oder Quellwasser hat sogar einen hohen Widerstand und erhält erst eine genügende elektrische Leitfähigkeit bei Zusatz von Kochsalz in ziemlich hohen Konzentrationen (20 bis 25%); aber auch dann steht die elektrische Leitfähigkeit noch weit hinter der Leitfähigkeit von Bleiblech. In der Tat sah man auch in der Zeit der Verwendung feuchter Elektroden durch Diathermiebehandlung relativ häufig Hautverbrennungen auftreten. Daher ist die Anwendung feuchter Diathermieelektroden strikte abzulehnen. In neuerer Zeit hat O. Dieterich empfohlen, statt gewöhnlicher Bleiplatten die von ihm benannten Stromlinienelektroden (Abbildung 11) zu verwenden;

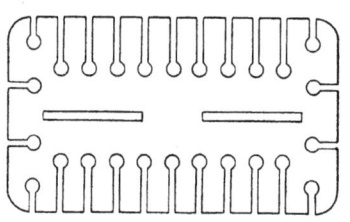

Abbildung 11. Stromlinienelektroden nach Dieterich.

diese Elektroden sind ebenfalls aus Bleiblech hergestellt, weisen jedoch einen gezähnten Rand auf; der Autor dieser Elektroden begründet seinen Vorschlag damit, daß bei Verwendung ungezähnter Bleiplatten die Ränder der Platten meistens stärker in die Haut eingedrückt werden als die Mitte der Platte, so daß am Rand eine größere Stromdichte herrscht, welche daselbst zu einer Überhitzung der Haut führt und dadurch eine optimale Anwendung des Diathermiestromes verhindert. Die Auszackung der Platte vergrößert die Länge der Randlinien, wodurch die Stromdichte am Rande herabgesetzt wird. Theoretisch ist gegen den Vorschlag kein Einwand zu machen; praktisch ist jedoch dazu zu bemerken, daß derartige Elektroden die Unannehmlichkeit darbieten, daß sich die Zacken leicht umbiegen und abbrechen, wodurch die Elektrode bald unbrauchbar wird. Um die Randwirkung zu vermeiden, ist die besprochene „technische Verbesserung" der Elektroden nicht notwendig. Die Anwendung dieser Elektroden würde außerdem den Arzte wieder zwingen, fertige Elektroden aus der Fabrik zu beziehen, und alle Vorteile, welche die Selbstherstellung von Diathermieelektroden aus Bleiblech bietet, hinfällig machen. Die Randwirkung, das heißt also die stärkere Erwärmung der Haut der Patienten am Elektrodenrand ist durch exakte Elektrodenapplikation mit Sicherheit zu vermeiden.

Dazu sind folgende Vorsichtsmaßregeln zu gebrauchen.

Erstens ist die Bleielektrode vor dem Gebrauche am besten mittels einer Holzwalze, wie man sie in jedem Küchenhaushaltungsgeschäft zum Teigwalken bekommt, vollständig zu glätten.

Zweitens ist die Bleiplatte sorgfältig der betreffenden Körperstelle aufzulegen und anzupassen, wobei man eben vermeiden muß, daß irgendeine Stelle der Platte, insbesondere der Rand relativ stärker in die Haut eingepreßt wird oder daß etwa gar die Mitte hohl liegt. Legt man die Elektroden nicht sorgfältig und gleichmäßig an (etwa wie in Abbildung 12), so daß nur ein kleiner Teil der Platte der Haut vollständig aufliegt, während ein anderer, etwa verbogener Teil der Elektrode die Haut bloß mit einem schmalen Streifen oder gar nur punktförmig berührt, so wird an der von der Elektrode berührten Hautstelle wegen einer dortselbst auftretenden größeren Stromdichte seitens des Patienten ein Brennen empfunden werden, so daß die Stromintensität derart herabgemindert werden muß, daß die übrigen von der betreffenden Elektrode zu treffenden Körperbezirke eine zu geringe Stromdosis erhalten.

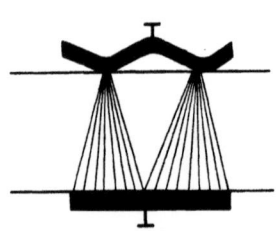

Abbildung 12. Die obere Elektrode schlecht anliegend.

Drittens muß die Haut, wenn sie behaart ist, so zum Beispiel die Brusthaut beim Manne, vor der Anlegung der Elektrode mit Wasser, dem man etwas Kochsalz zusetzt, befeuchtet werden. Die Elektroden sind je nach der Körperstelle entweder mit Bindentouren zu befestigen oder mittels eines oder mehrerer Sandsäcke anzupressen. Bei Applikation von Elektroden auf dem Rücken oder auf dem Gesäße legt oder setzt sich der Patient auf die Bleiplatte.

Die G r ö ß e und F o r m d e r E l e k t r o d e n hängt jeweils von dem zu behandelnden Körperteile oder Körperorgane ab und es lassen sich daher im allgemeinen nicht besonders zu bevorzugende Elektrodengrößen angeben. Einige prinzipielle Erwägungen müssen jedoch hier angeführt werden. Vor allem ist zu bemerken, daß die Stromdichte direkt proportional der Stromintensität und verkehrt proportional der Größe der Elektroden ist:

$D = \dfrac{1}{q}$. Je kleiner die Elektrode ist, desto größer ist die Stromdichte und desto intensiver bei gleichbleibender Stromstärke die Erwärmung. Weiters muß man beim Anlegen der Elektroden berücksichtigen, daß der elektrische Strom den kürzesten Weg

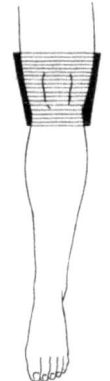
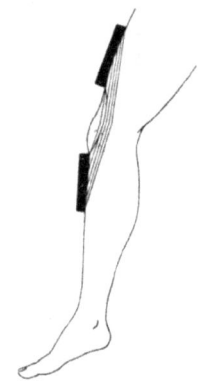

Abbildung 13. Kniediathermie richtig.

Abbildung 14. Kniediathermie falsch.

von Elektrode zu Elektrode sucht. Der jeweils zu behandelnde Körperteil muß aber in die Stromlinie fallen, wenn er wirksam diathermiert werden soll. In der Abbildung 13 ist am menschlichen Knie die richtige Anlegung der Elektroden gezeigt; in diesem Fall erfolgt der Durchtritt des Stromes durch das Kniegelenk, da er keinen kürzeren Weg zur Verfügung hat; wenn hingegen die Elektroden, wie in Abbildung 14 gezeigt wird, oberhalb und unterhalb des Knies angelegt werden, so wird nur ein peripheres Segment von Stromlinien getroffen und es kann auf diese Weise niemals eine wirksame Diathermie des Kniegelenkes durchgeführt werden.

Bei der Wahl der Elektrodengröße ist darauf Rücksicht zu nehmen, daß unter bestimmten Umständen eine Streuung der Stromlinien eintritt, das heißt, daß auch bei parallel zueinander stehenden Elektroden die Stromlinien nicht parallel verlaufen, sondern bogenförmig auseinanderweichen. Dies ist dann der Fall, wenn die Entfernung der beiden Elektroden im Verhältnisse zu ihrer Größe ein bestimmtes Maß überschreitet. Sind die Elektroden, wie in Abbildung 15 ersichtlich ist, im Verhältnisse zu ihrer Entfernung voneinander relativ groß, so werden die Stromlinien nahezu parallel verlaufen; dadurch wird eine gleichmäßige Erwärmung des diathermierten Gewebes erreicht. Je größer das Mißverhältnis zwischen der Distanz der Elektroden und ihrer Oberfläche wird, desto größer wird die Streuung der Stromlinien. Diese Streuung bewirkt, daß die Stromlinien in der Mitte zwischen beiden Elektroden mehr oder weniger stark bogenförmig auseinanderweichen (Abbildung 16).

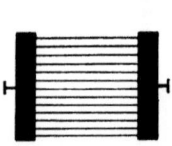

Abbildung 15. Parallel verlaufende Stromlinien.

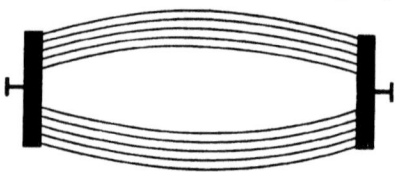

Abbildung 16. Auseinanderweichende Stromlinien.

Infolgedessen wird in diesem Falle die Stromdichte in der Mitte am geringsten sein, weshalb dortselbst auch die Erwärmung geringer ist als in den den Elektroden näher gelegenen Gewebsschichten. Die geschilderte Streuung macht sich geltend, wenn die Entfernung der Elektroden größer ist als das eineinhalbfache der Elektrodendurchmesser. Die Streuung läßt sich aber auch wirksam verhindern, wenn man Elektroden verschiedener Größe zur Anwendung bringt; dabei muß man, um an der beabsichtigten Körperstelle oder in einem bestimmten Organ eine bestimmte Stromdichte zu erzielen, an dieser Stelle oder über diesem Organe eine relativ kleinere Elektrode als sogenannte aktive Elektrode anlegen, während eine entsprechend größere Elektrode als sogenannte inaktive Elektrode meistens an der gegenüberliegenden Körperstelle angelegt wird. Wenn bei dieser Applikationsart, insbesondere bei größerer Entfernung der Elektroden voneinander, eine Streuung auch nicht ganz zu vermeiden ist, so werden doch an der kleineren Elektrode die Stromlinien enger zusammengedrängt sein, wodurch die Stromdichte und damit auch die Stromintensität vergrößert wird (Abbildung 17). Diese Anwendungstechnik einer kleineren akti-

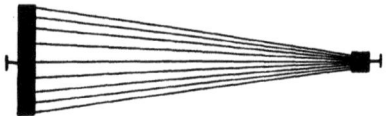

Abbildung 17. Stromlinienverlauf bei ungleich großen Elektroden.

ven und einer größeren inaktiven Elektrode ermöglicht also die Konzentrierung der Stromlinien an jeder beliebigen Körperstelle, in jeder beliebigen Tiefe und in jedem beliebigen Organe.

Hinsichtlich der Elektrodengröße und ihrer Anlegungsart ist weiters noch zu bemerken: Die Elektroden dürfen mit ihren Rändern nicht zu nahe beieinander stehen, da sonst der Strom-

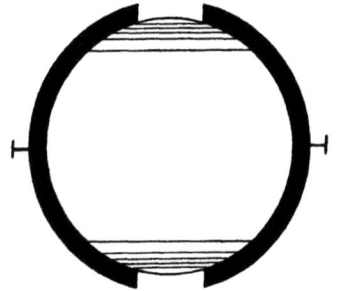 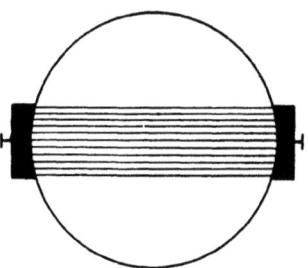

Abbildung 18. Stromlinienverlauf nahe der Oberfläche.   Abbildung 19. Zentraler Stromlinienverlauf.

ausgleich an der Oberfläche oder nahe der Oberfläche des Körpers erfolgt (Abbildung 18), während bei richtiger Elektrodenapplikation (Abbildung 19) der Strom durch den betreffenden

Körperteil fließt. Wenn die Elektroden mit den Kanten parallel zueinander angelegt werden, so erfolgt ebenfalls der Stromausgleich hauptsächlich in der Nähe der Körperoberfläche, während die tiefer gelegenen Organe nur von wenigen Stromlinien getroffen werden (Abbildung 20).

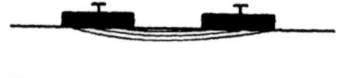

Abbildung 20. Stromlinienverlauf nahe der Oberfläche.

Man wird bei lokaler Anwendung der Diathermie im allgemeinen trachten, das zu diathermierende Organ mit den Stromlinien zu durchqueren, und man wird zu diesem Zwecke je nach der gegebenen Distanz der Elektroden solche von gleicher oder verschiedener Größe verwenden müssen.

Bei manchen Organen, wie beispielsweise bei den Nerven, aber auch bei manchen Gelenken muß die Technik der Querdiathermie durch Längsdiathermie ersetzt werden. Hinsichtlich der Nerven gilt dies besonders für die Behandlung des Plexus brachialis und des Nervus ischiadicus. Die Längsdiathermie der Gelenke kommt insbesondere für die kleineren Gelenke der Finger und der Zehen, aber auch für das Handgelenk und das Sprunggelenk in Betracht.

Die F i n g e r g e l e n k e werden in der Weise diathermiert, daß in einer Tasse aus Porzellan oder Hartgummi, wie sie für photographische Zwecke dient, oder auch in eine Instrumententasse eine Bleiplatte eingelegt wird, welche mit dem einen Pole des Diathermieapparates in Verbindung steht; die Tasse wird mit Wasser von zirka 30⁰ C angefüllt, dem man etwas Kochsalz zugesetzt hat. Die Finger werden mit der Fingerspitze auf die Bleiplatte aufgesetzt, während als zweite Elektrode ein zirka 6 bis 10 Zentimeter breiter Bleiblechring von solcher Länge, daß er die Mitte des Unterarmes vollständig umschließt, daselbst festgebunden wird (Abbildung 21).

Bei Diathermie des H a n d g e l e n k e s befestigt man eine ringförmige Elektrode (wie bei der Diathermie der Fingergelenke) um die Mitte des Unterarmes, während man als zweite Elektrode einen Metallzylinder von der Hand des Patienten festhalten läßt; den Metallzylinder kann man sich auch aus Bleiblech anfertigen. Bei Patienten, bei denen die Gefahr besteht, daß sie diese

Elektrode während der Behandlung auslassen könnten, muß die
Hand mit Bindentouren um die Elektrode gebunden werden.

Die Zehengelenke werden in ähnlicher Weise wie die
Fingergelenke behandelt. Es kommt also eine zirkuläre Elektrode
um die Mitte des Unterschenkels, während die Zehen auf einer
Bleiplatte in einer mit warmem Salzwasser gefüllten Tasse aufgesetzt werden. Dies muß so geschehen, daß nur die Zehen auf

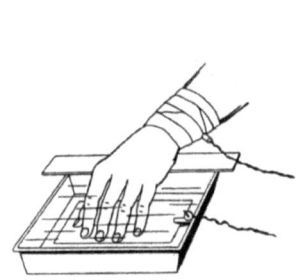

Abbildung 21. Diathermie der Finger.

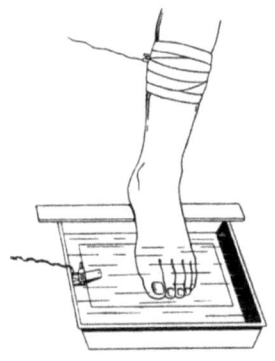

Abbildung 22. Diathermie der Zehen.

der Bleiplatte stehen, während sich die Ferse auf einem über
dem Rande der Tasse aufgelegten Brette aufstützt (Abbildung 22). Will man hingegen den Strom hauptsächlich durch
das Sprunggelenk leiten, so setzt man den Fuß vollständig auf
ein Bleiblech auf, während die andere Elektrode zirkulär um den
Unterschenkel befestigt wird.

Bei Diathermie des Plexus brachialis wird eine
Elektrode quer über die Schulter gelegt und mit einem Sandsacke
belastet, während als zweite Elektrode Bleiplatten zirkulär am
Ober- und Unterarm befestigt werden. Statt der Bleiplatten kann
eine Handelektrode, wie sie früher beschrieben wurde, Verwendung finden. Bei dieser Schaltung wird die Schulterelektrode an
den einen Pol des Diathermieapparates angeschlossen, während
die beiden anderen Elektroden an den zweiten Pol kommen. Um
zwei oder mehrere Leitungsschnüre an einen Pol des Diathermieapparates anzuschließen, muß man Kabelschuhe von der in Abbildung 10 angegebenen Form verwenden, welche ja auch in
Radiogeschäften erhältlich sind.

Zur Diathermiebehandlung des Nervus ischiadicus legt man eine Elektrode von zirka 10 mal 20 Zentimeter so unter das Gesäß, daß die Mitte der Elektrode ungefähr in der Gegend des Foramen ischiadicum zu liegen kommt. Damit die Elektrode gut anliegt, empfiehlt es sich, unter die Bleiplatte einen kleinen flachen Polster oder ein mehrfach zusammengelegtes Frottierhandtuch zu legen. An den zweiten Pol des Diathermieapparates werden auch hier wieder meistens zwei Elektroden angeschaltet, und zwar eine zirka 15 mal 20 Zentimeter große etwas proximal von der Mitte des Oberschenkels und als zweite Elektrode ein Bleiblechring um die Mitte des Unterschenkels. Statt des Bleiringes um den Unterschenkel kann auch je nach dem Erfordernisse des Falles eine die Fußsohle vollständig bedeckende Metallplatte dortselbst angelegt werden. Kowarschik empfiehlt die Gesäß- und Unterschenkelelektrode an den einen Pol zu koppeln, hingegen die Oberschenkelelektrode an den anderen Pol anzuschließen.

Für einzelne spezielle Organe können keine plattenförmigen Elektroden zur Anwendung kommen und es muß daher eine spezielle Technik Platz greifen. Die wichtigsten Arten dieser Spezialtechnik sollen hier Erwähnung finden.

Zur Augendiathermie verwendet man am besten die von Bucky angegebene Elektrode, deren Konstruktion in Abbildung 23 ersichtlich ist und welche bei Siemens und Halske erhältlich ist. Diese Elektrode besteht aus einem Glasgefäß, welches eine vertikale, dem Augenhöhlenrand angepaßte Öffnung besitzt. Dieses Gefäß wird nach sorgfältiger Einfettung des Glasrandes (mit Vaseline) aufgesetzt und vom Patienten selbst während der Behandlung sanft angepreßt. Bei a befindet sich ein Thermometer, das zunächst herausgenommen wird, um bei b eine Flüssigkeit einfüllen zu können, welche eine bestimmte elektrische Leitfähigkeit besitzt; die Flüssigkeit wird mit irgend einer sterilen Spritze von entsprechendem Kubikinhalt in den Schlauch bei b langsam eingespritzt, hierauf der Quetschhahn bei c ge-

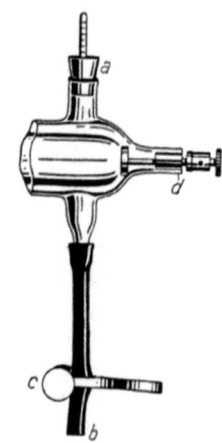

Abbildung 23. Augenelektrode nach Bucky.

schlossen und schließlich wird bei *a* das Thermometer eingesetzt. Damit dieses Thermometer die in der Hornhaut entstehende Temperaturerhöhung anzeige, muß die in das Glasgefäß eingefüllte Flüssigkeit annähernd denselben spezifischen Widerstand haben wie die Hornhaut; dies ist nach den Untersuchungen von Krückmann dann der Fall, wenn die Flüssigkeit aus $12^1/_2$ Teilen physiologischer Kochsalzlösung (0·9%) auf 100 Teile Wasser besteht; die Flüssigkeit wird vor dem Einfüllen auf 30° C erwärmt. Durch die Polklemme *d* wird die Augenelektrode an den Diathermieapparat angeschlossen, während als inaktive Elektrode eine zirka 10 mal 15 Zentimeter große Bleiplatte am Rücken des Patienten in der Nähe des Nackens am besten so befestigt wird, daß sich der sitzende Patient mit der aufgelegten Bleiplatte fest an die Sessellehne anlehnt. Vor Einschaltung des Diathermiestromes hat man sich davon zu überzeugen, daß der Patient das Auge geöffnet hält. Wenn wir auch über die Dosierung der Stromstärke noch ausführlich sprechen werden, so sei gleich hier erwähnt, daß sowohl die Augen- als auch die Ohrendiathermie nur mit einem Diathermieapparate niedrigster Leistung mit Stromstärken von höchstens 150 bis 300 Milliampere durchgeführt werden darf. Bei größeren Diathermieapparaten muß bei Verwendung zur Augen- oder Ohrendiathermie ein sogenannter Spannungsteiler mit einem eigenen Amperemeter verwendet werden, wobei dieses Amperemeter eine genaue Ablesung der Stromstärke im Bereiche von 0 bis 500 Milliampere gestatten muß.

Zum Zwecke der **Diathermierung des Ohres** wird der äußere Gehörgang bis zum Trommelfelle mit einem in Kochsalzlösung getränkten Wattepfropf und der übrige Teil des äußeren Ohres und die ganze Ohrmuschel mit einem ebenfalls mit Kochsalzlösung durchfeuchteten Bausch von hydrophiler Gaze bedeckt. Darüber kommt als aktive Elektrode eine ovale Bleiplatte, die etwas kleiner als die Ohrmuschel sein soll, während als inaktive Elektrode auf die gegenüberliegende Wange ein die Wange vollständig bedeckendes Bleiblech gelegt wird; beide Elektroden werden mit Bindentouren am Kopf befestigt. Als Stromstärken kommen höchstens 100 bis 200 Milliampere in Betracht; höhere Stromstärken sind unbedingt zu vermeiden, da der hier in Verwendung stehenden Elektrode aus durchfeuchteter Watte starke Nachteile anhaften.

Eine spezielle Elektrode erfordert ferner die **rektale Diathermie**, welche bei Exsudaten im Douglas und bei Erkrankungen der Prostata zur Anwendung gelangt. Die in Abbildung 24 dargestellte Rektal-Elektrode wird nach reichlicher Einfettung in das Rektum eingeführt. In der Regel empfiehlt es sich, die Einführung der Elektrode dem Patienten zu überlassen, weil er selbst dies je nach seiner Empfindlichkeit am schonendsten durchführen kann. Als inaktive Elektrode wird eine Bleiplatte auf den Bauch oberhalb der Symphyse gelegt und mit einem Sandsack belastet.

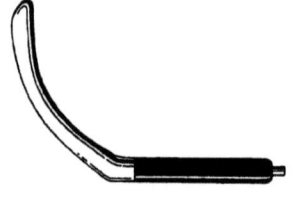

Abbildung 24. Rektal-Elektrode.

Abbildung 25. Vaginalelektrode nach Theilhaber.

Zur Behandlung der **Hoden** wird als aktive Elektrode eine entsprechend tiefe Porzellan- oder Hartgummischale verwendet, in welcher am Boden eine Bleiplatte liegt, die mit dem Diathermieapparat verbunden wird. Die Schale wird mit Kochsalzlösung von zirka 30° C angefüllt und nun wird der Hodensack so in die Schale eingetaucht, daß er die Bleiplatte nicht direkt berührt. Als zweite Elektrode kommt wieder eine Bleiplatte auf den Bauch oberhalb der Symphyse.

Bei der **Diathermiebehandlung der weiblichen Geschlechtsorgane** kann je nach der Indikation die Behandlung mit äußeren Plattenelektroden durchgeführt werden, die am Rücken und am Bauch angelegt werden, wobei man zu trachten hat, daß die Ovarien oder der Erkrankungsherd, zum Beispiel ein Exsudat, wirkungsvoll in den Bereich der Stromlinien gebracht werden. In den meisten Fällen ist aber bei der Behandlung der weiblichen Geschlechtsorgane die vaginale Diathermie der Behandlung mit äußeren Plattenelektroden überlegen; zu diesem Zwecke benötigt man eine Vaginalelektrode, welche von verschiedenen Autoren in verschiedener Form konstruiert wurde. Sehr gut bewährt sich die von Theilhaber beschriebene Elektrode (Abbildung 25); diese Elektrode besteht aus einem vernickeltem eiförmigen Metallteil, welcher auf einen zirka 12 Zentimeter langen Metallstiel aufgeschraubt ist, der mit Hartgummi isoliert ist. An dem unteren Ende des Stieles befindet sich die Klemme für die Leitungsschnur. Der eiförmige Metallteil ist in verschiedenen Größen erhältlich. Diese Elektrode wird bis zum Scheidengewölbe in die Vagina eingeschoben. Als zweite Elektrode wird, wenn nur die Diathermierung eines Eierstockes oder nur einer Seite des Genitales notwendig ist, eine Bleiplatte über die entsprechende Körperregion auf den Bauch gelegt. Hingegen wird, wenn das ganze innere Genitale möglichst gleichmäßig von den Stromlinien getroffen werden soll, was zum Beispiel bei Behandlung eines hypoplastischen Genitales der Fall ist, eine Bleiplatte von entsprechender Größe symmetrisch über der Symphyse auf den Bauch gelegt, oder es kann auch ein gürtelförmig um den Bauch und Rücken gelegter Bleistreifen angelegt werden.

2. Allgemeine Diathermie.

Wenn es notwendig ist, mehrere Körperstellen gleichzeitig zu behandeln, wie beispielsweise bei einer Polyarthritis, oder wenn es darauf ankommt, den ganzen Körper möglichst gleichmäßig zu erwärmen, so findet die Allgemeindiathermie Anwendung. Dies kann erstens mittels des Kondensatorbettes geschehen; dieses ist ein Ruhebett, das mit mehreren Metallplatten belegt ist, welche mit Hartgummischeiben vollständig überdeckt sind. Der Patient liegt also nicht direkt auf den Metallplatten auf, so daß nach Anschalten der Metallplatten an den Diathermieapparat durch die Hartgummischeiben hindurch Hochfrequenzströme im Körper des Patienten durch Induktionswirkung entstehen. Die Anschaffung des relativ teuren Kondensatorbettes kann trotz seiner Bequemlichkeit und Vorzüge dem praktischen Arzt nicht empfohlen werden, denn die Allgemeindiathermie kann zweitens auch durch Anlegen von mehreren Elektroden wirkungsvoll durchgeführt werden. Dabei kommen verschiedene Schaltungskombinationen in Betracht, wie beispielsweise eine Stabelektrode in beide Hände, eine große Plattenelektrode auf den Rücken und zwei ringförmige Elektroden um die Waden; oder je eine große Elektrode auf den Rücken, unter das Gesäß und unter die Waden. Die mittlere Elektrode wird dabei meistens an den einen Pol, die proximale und die distale Elektrode werden an den anderen Pol des Diathermieapparates geschaltet. Wenn der Diathermieapparat Stromverteiler aufweist, so können noch weitere Schaltungskombinationen durchgeführt werden. Man kommt jedoch meistens mit den zwei angeführten Schaltungsbeispielen aus.

3. Dosierung des Diathermiestromes.

Die bei der Diathermie entstehende Erwärmung ist proportional dem Quadrate der Stromintensität, dem Widerstande des Gewebes und der Zeitdauer. Messen können wir die Stromintensität und die Zeitdauer der Durchströmung; hingegen können wir den Widerstand der Gewebe nicht einmal schätzen, da dieser Widerstand selbst beim gleichen Iniviudum in weitem Maße schwankt. Langjährige Erfahrung und Übung ermöglicht es dem Arzt, aus der Größe der jeweils angewendeten Elektroden und der betreffenden Behandlungstechnik die im speziellen Falle zulässige oder empfehlenswerte Stromintensität zu verabfolgen und so aus persönlicher Erfahrung heraus die Tiefenerwärmung zu dosieren. Der Anfänger wird die Dosierung am besten treffen, wenn er sich nach der Wärmeempfindung des Patienten erkundigt. Vor dieser Erkundigung ist aber dem Patienten klar zu machen, daß er eine **angenehme** Empfindung haben soll und daß eine Hitzeempfindung bis zur äußersten Grenze des Erträglichen keineswegs notwendig ist. Eine Überdosierung behindert das angestrebte Ziel der Tiefenwirkung der Diathermie. Experimentelle Untersuchungen haben gezeigt, daß die Erwärmung in der Tiefe bei relativ geringeren Stromstärken größer ist als umgekehrt; dies hat darin seine Ursache, daß bei Anwendung größerer Stromstärken die Haut wegen ihres relativ großen spezifischen Widerstandes so stark erwärmt wird, daß es in der Haut zu einer starken, keineswegs beabsichtigten Hyperämie kommt; diese Hauthyperämie wirkt dann wie eine Kühlvorrichtung für die tieferen Gewebsschichten. Der für die Dosierung wichtige Faktor der **Applikationsdauer** kann dahin beantwortet werden, daß man gewöhnlich bei der ersten Anwendung mit zehn Minuten beginnen wird, um in den meisten Fällen bei den folgenden Behandlungen allmählich bis auf eine Applikationsdauer von 20 bis 30 Minuten anzusteigen. Nur bei der Diathermie des Herzens geht man vorsichtigerweise nicht über 15 Minuten hinaus (Seite 30). Behandlungen unter zehn Minuten Dauer sind bei der Diathermie nahezu ausnahmslos unzureichend. Behandlungen über 30 Minuten sind abgesehen von wenigen speziellen Indikationen zwecklos, ja in manchen Fällen schädlich.

Über die optimale **Stromdosis** sind zwei auf dem Gebiete der Hochfrequenzströme so erfahrene Autoren wie Bucky und Kowarschik verschiedener Anschauung. Bucky gibt an, daß nach seiner Erfahrung die besten Resultate erzielt werden, wenn man diejenige Stromstärke wählt, die den Patienten während der Behandlung eine angenehme und intensive Wärmeempfindung verursachen, und daß er von kleineren Stromstärken keine wesentlichen Erfolge gesehen hat außer bei suggestiblen Patienten; hingegen habe aber er gute Resultate mit der Diathermie erzielen können, wenn er bei Patienten, die zuerst mit geringen Stromstärken ohne Erfolg behandelt wurden, die Stromdosis späterhin wesentlich erhöhte. K o w a r s c h i k hingegen hält es für einen grundsätzlichen Irrtum anzunehmen, daß man bei der Diathermie die beste Wirkung immer dann erzielt, wenn man möglichst hohe Stromdosen verwendet, oder daß gar das Optimum der Wirkung identisch sei mit dem Maximum der möglichen Stromintensität. Sowohl auf Grund eigener experimenteller Untersuchungen als auch auf Grund meiner praktischen Erfahrungen muß ich mich der Ansicht Kowarschiks anschließen. Es muß aber auch betont werden, daß die Vorschrift Buckys, eine „angenehme und intensive" Wärmewirkung zu erzielen, nicht leicht zu befolgen ist, denn die intensive Wärmewirkung, welche durch hohe Stromdosierung herbeigeführt wird, geht sehr rasch und häufig in eine unangenehme Empfindung über, welche manche Patienten als einen stechenden Schmerz charakterisieren, der nach Verminderung der Stromstärke sofort schwindet.

Die Vorschrift, welche wir daher geben möchten, würde lauten: Der Patient soll während der Diathermie eine d e u t l i c h e Wärmeempfindung o h n e u n a n g e n e h m e Nebenempfindungen haben. Nach der Behandlung ist die Stelle, an welcher die aktive Elektrode gelegen war, vom Arzte anzufühlen; und wenn sie sich nicht deutlich erwärmt anfühlt, ist bei den folgenden Behandlungen die Stromdosis unter Voraussetzung der Verwendung derselben Elektrodengröße zu steigern. Bei Patienten, welche eine Störung des Temperatursinnes haben, wird sich der erfahrene Arzt auf die einer bestimmten Elektrodengröße zulässige Stromintensität verlassen können. Der Anfänger wird in solchen Fällen gut tun, mit ganz niedrigen Stromstärken zu beginnen und insbesondere bei der ersten Applikation nach den ersten zwei bis drei Minuten die Stromzufuhr zu unterbrechen, um durch Befühlen der Haut an der Applikationsstelle festzustellen, ob die eingetretene Erwärmung derartig ist, daß die Stromintensität gesteigert werden kann, oder ob sie vielleicht vermindert werden muß.

V. Die wichtigsten Indikationen der Diathermiebehandlung.

1. Kreislauferkrankungen.

a) Erkrankungen des Herzens.

Technik: Der Patient legt sich mit dem Rücken auf eine zirka 400 Quadratzentimeter große indifferente Elektrode. Die aktive Elektrode von etwa 150 bis 200 Quadratzentimeter Größe legt man vorne über die Herzgegend; hier wird sie mit einem zusammengefalteten Handtuche bedeckt und am besten vom Patienten selbst oder von einer Hilfsperson mit leichtem gleichmäßigem Drucke an die Brust angepreßt. Das Festbinden der Elektroden mit Bindentouren um den Thorax ist umständlich; außerdem wird die Umschnürung des Thorax gerade beim Herzkranken unangenehm empfunden. Bei Kranken, welche zur Kongestionierung des Kopfes neigen, ist es zweckmäßig, den Kopf mit einer Kühlkappe oder in Ermangelung einer solchen mit einem in kaltes Wasser getauchten Handtuche zu bedecken. Stromstärke 0·4 bis 0·8 Ampere. Höhere Stromdosen wirken bei Herzkranken bei der angegebenen Elektrodengröße meistens weniger günstig ein. Zur Behandlung gelangen

α) Herzklappenfehler im Stadium der Insuffizienz, insbesondere Mitralklappenfehler. Es ist vielfach beobachtet worden, daß bei insuffizienten Herzen durch Diathermie eine wesentliche Besserung der Herzmuskelleistung erzielt wird und daß sich dadurch Insuffizienzerscheinungen rascher zurückbilden als bei medikamentöser Therapie allein.

β) Herzmuskelerkrankungen.

γ) Angina pectoris. Die Wirkung der Diathermie bei Angina pectoris ist bei einer Reihe von Patienten ganz ausgezeichnet, versagt aber bei anderen manchmal vollständig. Im allgemeinen kann gesagt werden, daß bei denjenigen Kranken, welche auf Diathermie günstig reagieren, die Intensität der Schmerzen und die Häufigkeit der Anfälle schon nach zwei bis drei Behandlungen nachlassen. Wenn nach der fünften bis sechsten Behandlung keine Beeinflussung zu erkennen ist, so ist die weitere Diathermierung bei einem derartigen Kranken zwecklos und fürderhin zu unterlassen. Hingegen ist bei günstig reagierenden Fällen eine tägliche Behandlung durch mehrere Wochen hindurch angezeigt.

δ) Chronische Entzündung des Perikards.

b) Gefäßerkrankungen.

Technik: Die Elektroden sind bei Behandlung der Blutgefäße in der Regel so anzulegen, daß die Stromlinien möglichst in der Längsrichtung der Gefäße verlaufen. Die Gefäße werden durch die Diathermie erweitert und zwar soweit, daß dadurch der Patient ein Gefühl der Spannung erhält. Dieses Spannungsgefühl wird bei Überdosierung sogar unerträglich schmerzhaft.

Zur Behandlung gelangen:

α) Die Claudicatio intermittens (Dysbasia angiosclerotica). Technik wie in Abbildung 22 oder eine Elektrode auf die Fußsohle und eine zirkulär um den Oberschenkel. Wenn beide Beine erkrankt sind, werden beide Füße auf eine Bleiplatte aufgestellt, während um beide Oberschenkel je eine zirkuläre Elektrode befestigt wird. Die Dosierung des Stromes wird allmählich so gesteigert, bis der Patient angibt, ein Spannungsgefühl zu haben; hierauf geht man soweit in der Stromstärke zurück, bis dieses Spannungsgefühl eben verschwindet. Behandlungsdauer mit zehn Minuten beginnend und mit der Zeit bis auf zwanzig Minuten ausgedehnt.

β) Arteriosklerotische oder diabetische Gangrän des Fußes.

γ) Erfrierungen der Zehen oder des Fußes. Behandlungstechnik wie Abbildung 22.

δ) Akrozyanose oder Erfrierungen der Finger. Technik siehe Abbildung 21.

2. Erkrankungen der Lunge.

a) Sowohl exudative als auch trockene Pleuritis im subakuten oder chronischen Zustand. Technik: Eine Platte in der ungefähren Größe des Erkrankungsherdes wird über dem Herde appliziert, eine zweite Platte von ungefähr doppelter Größe gegenüber am Thorax.

b) Asthma bronchiale. Technik: Zwei die Milzgegend vorn und hinten bedeckende Elektroden.

c) Kruppöse Pneumonie. Diese Indikation soll hier nur vermerkt werden, da von verschiedenen internen Abteilungen sehr günstige Erfolge über Diathermie bei Pneumonie berichtet werden. Selbstverständlich kommt diese Behandlung nur für Kranke in Betracht, welche in Heilanstalten liegen, weshalb auf die nähere Technik dieser Behandlung hier nicht näher eingegangen werden soll.

3. Erkrankungen des Verdauungstraktes.

a) **Kardiospasmus.** Technik: Entweder Zweiplattenmethode mit einer kleineren Platte von zirka 130 bis 150 Quadratzentimetern auf der Brust in der Gegend der Kardia und eine zweite Platte von zirka 300 Quadratzentimetern am Rücken gegenüber. Bei richtiger Lokalisierung der Elektroden — die Feststellung der Lokalisierung würde natürlich am besten und sichersten durch Röntgenuntersuchung geschehen — kann mit dieser Behandlungsart der Kardiospasmus wirkungsvoll behandelt und ein operativer Eingriff überflüssig werden. Noch günstigere Erfolge dürften aber mit der von Brünner-Ornstein angegebenen Diathermiesonde (Abbildung 26) zu erzielen sein; diese Elektrode besteht aus einem Magenschlauche M, welcher oben seitlich eine Öffnung Z hat, durch die ein in ein Stanniolplättchen S auslaufendes Kabel eingeführt werden kann. Das untere Ende des Schlauches wird mit einem Ballon B aus Schweinsblase oder Schafdarm umhüllt. Der Schlauch samt Umhüllung wird so weit eingeführt, daß der Ballon an die verengte Stelle zu liegen kommt. Hierauf wird durch das orale Ende des Schlauches physiologische Kochsalzlösung eingeführt und schließlich wird das Kabel an den einen Pol des Diathermieapparates angeschlossen. Als inaktive Elektroden kommen zwei zirka 200 Quadratzentimeter große Bleiplatten auf den Rücken und auf die Brust. Die verwendete Stromstärke beträgt 0·5 bis 0·7 Ampere; die Empfindung, welche die Patienten im Ösophagus haben, ist die eines warmen Bissens. Wenn während der Behandlung der Ballon reißen sollte, so ist dies ganz ungefährlich, da durch das Abfließen der Kochsalzlösung der Strom unterbrochen wird. Mit dieser Diathermiesonde ist es

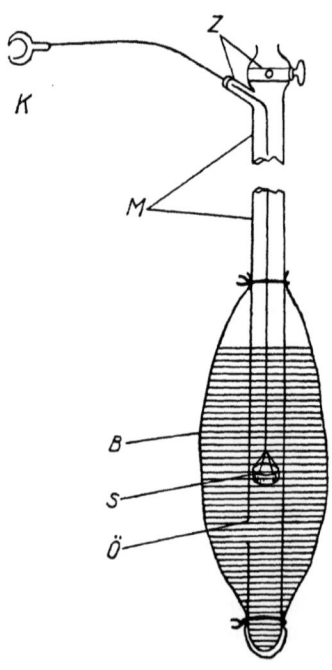

Abbildung 26. Diathermiesonde für den Ösophagus nach Brünner-Ornstein.

möglich, während der Diathermierung gleichzeitig eine Dehnung des erkrankten Organes durchzuführen, und darin liegt die Überlegenheit dieser Methode gegenüber der Zweiplattenmethode.

b) Pylorospasmus. Technik: Zweiplattenmethode.

c) Achylia gastrica. Technik: Zweiplattenmethode.

d) Ulcus ventriculi und Ulcus duodeni. Die Diathermiebehandlung bei diesen Erkrankungen darf nur bei nicht blutenden Fällen durchgeführt werden.

e) Cholecystitis im fieberfreien Stadium. Aktive Elektrode von zirka 150 Quadratzentimetern über der Gallenblasengegend, inaktive Elektrode von zirka 250 Quadratzentimetern am Rücken.

f) Darmadhäsionen nach Entzündungsprozessen und nach Operationen. Die Diathermie ist bei Adhäsionsbeschwerden die Methode der Wahl und der operativen Lösung von Adhäsivprozessen überlegen, da es ja nach derartigen operativen Eingriffen meistens bald wieder zu Rezidiven kommt. Technik: Eine Platte von einer dem Erkrankungsherd ungefähr entsprechenden Größe über dem Krankheitsherde am Abdomen, eine zweite Platte von ungefähr anderthalbfacher Größe gegenüber am Rücken.

4. Erkrankungen der weiblichen Geschlechtsorgane.

a) Parametritis im fieberfreien Stadium. Technik: Eine Elektrode von zirka 100 Quadratzentimeter über die erkrankte Seite. Bei beiderseitiger Erkrankung über jede Seite eine derartige Elektrode, wobei beide Platten an dem einen Pole des Diathermieapparates anzuschalten sind; mitunter genügt auch nur eine Platte auf die Mitte des Bauches. Inaktive Elektrode von entsprechender Größe unterhalb des Kreuzes.

b) Dysmenorrhoische Beschwerden (Behandlung einige Tage vor der erwarteten Menstruation). Technik wie bei Hypoplasie des Uterus; bei intaktem Hymen Zweiplattenmethode.

c) Hypoplasie des Uterus und der Ovarien; Amenorrhoe. Technik: Einführung der in Abbildung 26 dargestellten Vaginalelektrode bis zum Scheidengewölbe. Als inaktive Elektrode eine zirka 200 Quadratzentimeter große Elektrode oberhalb der Symphyse auf das Abdomen oder eine gürtelförmige Elektrode um Bauch und Rücken. Bei der vaginalen Behandlung ist zu beachten, daß die Patienten fast niemals über die Wärmeempfindung in der Scheide genaue Auskunft geben können, so daß man sich bei dieser Technik lediglich auf die durch das Amperemeter angegebene Stromintensität verlassen muß. Man kann dabei Stromstärken von 0·5 bis 1·0 Ampere verwenden, ohne Gefahr zu laufen, eine Verbrennung der Scheidenschleimhäute herbeizuführen. Bei Genitalhypoplasie ist die Behandlung in Serien von je 20 Behandlungen von 10 bis auf 30 Minuten ansteigend in dreimonatigen Pausen öfters zu wiederholen.

d) Exsudate im Douglaschen Raum, aber nur im fieberfreien Stadium. Technik: Eine Elektrode (siehe Abbildung 24) in den Mastdarm, die zweite Elektrode von 200 Quadratzentimeter Größe unterhalb des Kreuzes.

5. Erkrankungen der männlichen Geschlechtsorgane.

a) Epididymitis, nach Ablauf der akuten entzündlichen Erscheinungen.

b) Impotenz bei sichergestellter primärer Unterfunktion der Keimdrüsen. Die Technik für die Diathermie des Hodens wurde Seite 26 beschrieben. Bei Epididymitis wird die Behandlung bis zum deutlichen Rückgange der Infiltrate durchgeführt. Bei Impotenz wird in Serien zu je 20 Behandlungen von 10 bis auf 20 Minuten ansteigend in der Weise alternierend behandelt, daß an einem Tage eine Diathermie der Hoden, am anderen Tage eine Diathermie der Prostata durchgeführt wird; diese Behandlungsserie wird in mehrmonatigen Intervallen öfters wiederholt.

c) Prostatitis. Technik: Rektalelektrode in den Mastdarm, zweite Elektrode von zirka 150 Quadratzentimetern oberhalb der Symphyse.

6. Nervenkrankheiten.

a) Ischias. Die Technik der Ischiadicus-Diathermie wurde Seite 24 beschrieben. Hinzuzufügen ist noch, daß sowohl bei der Ischias als auch bei anderen Neuralgien und Neuritiden eine intensive Diathermierung zu vermeiden ist, daß man also mit Stromstärken arbeiten muß, die beim Patienten nur ein leichtes Wärmegefühl hervorrufen. Auch ist noch zu bemerken, daß bei der Ischias die Wärmeempfindung im erkrankten Beine meistens relativ geringer ist als im gesunden Bein. Statt der auf Seite 24 beschriebenen Behandlung des Nervus ischiadicus selbst empfiehlt es sich bei Behandlung der Ischias in vielen Fällen, das Lumbalmark zu diathermieren. Die Technik hiebei ist folgende: Eine Elektrode von etwa 8 mal 12 Zentimetern am Rücken in die Gegend der Lendenwirbelsäule, die zweite Elektrode von mehr als doppelter Größe auf dem Abdomen.

b) Plexusneuralgie und Plexusneuritis. Die Technik wurde auf Seite 23 geschildert.

c) Trigeminusneuralgie. Technik: Auf die erkrankte Seite wird eine Gesichtselektrode von einer Form und Größe gelegt, daß alle von der Erkrankung betroffenen Trigeminusäste und die Schmerzpunkte bedeckt sind. Die Elektrode hat also die in Abbildung 27 dargestellte Form und ist für jeden Patienten eigens zuzuschneiden. Als zweite Elektrode legt man entweder eine gleiche wie die beschriebene auf die gesunde Gesichtshälfte oder eine zirka 200 Quadratzentimeter große Elektrode auf den obersten Teil des Rückens.

d) Interkostalneuralgie. Technik: Eine Bleiplatte von entsprechender Größe kommt auf die erkrankte schmerzende Stelle, eine Elektrode von mehr als doppelter Größe — je größer die Distanz von der aktiven Elektrode, desto größer die inaktive Elektrode — als die aktive Elektrode ihr gegenüber am Thorax.

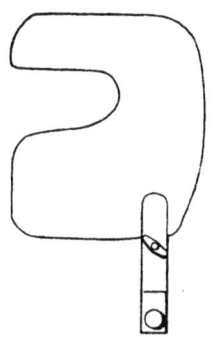

Abbildung 27. Gesichtselektrode.

e) Herpes zoster. Technik: Über die erkrankte Stelle eine aktive Elektrode von entsprechender Größe. Die inaktive Elektrode am Thorax gegenüber der aktiven Elektrode. Mitunter erweist es sich als wirksamer, wenn man die aktive Elektrode bei Herpes zoster statt über die schmerzende Stelle an dem dem Erkrankungsherde entsprechenden Rückenmarksegmente anlegt. Technik: Aktive Elektrode von ungefähr 6 mal 12 Zentimeter am Rücken über die entsprechenden Wirbel, die inaktive Elektrode von ungefähr 15 mal 20 Zentimeter auf die Brust.

f) Tabes, und zwar Krisen bei Tabes, insbesondere Blasen-, Darm- und Magenkrisen. Technik: Elektroden über dem erkrankten Organe und am Rücken. Bei lanzinierenden Schmerzen in den Beinen wird eine Elektrode von zirka 200 Quadratzentimetern in der Gegend der Lendenwirbelsäule angelegt und die anderen Elektroden am Beine, wie es bei der Ischias, Seite 24, beschrieben wurde; jedoch ist die Elektrode an der Lendenwirbelsäule unbedingt allein zu schalten, während die zwei Elektroden am Oberschenkel und am Fuße zusammen an den anderen Pol zu schalten sind.

g) Alle spastischen Erkrankungen der quergestreiften oder auch der glatten Muskulatur. Technik: Eine Elektrode über die den erkrankten Partien zugehörigen Rückenmarkssegmente, die zweite Elektrode auf die betreffende Muskelgruppe. Günstige Erfolge sieht man insbesondere bei multipler Sklerose, jedoch dürfen gerade bei dieser Erkrankung nur mäßige Stromstärken Verwendung finden.

h) Poliomyelitis anterior. Die Behandlung ist so bald als möglich nach Ablauf der akuten Erscheinungen mit der bei den spastischen Erkrankungen der Muskulatur eben beschriebenen Technik durchzuführen. (Außerdem ist so bald als möglich die elektrotherapeutische Behandlung der gelähmten Muskeln einzuleiten, und zwar am besten mit Leducschen Schwellungsströmen. Unter Leducschem Strom versteht man einen zerhackten Gleichstrom von der in Abbildung 28 angegebenen Form.)

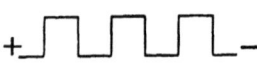

Abbildung 28. Kurve des Leducschen Stromes.

i) Raynaudsche Erkrankung. Der Beginn der Behandlung ist möglichst im frühen Stadium der Erkrankung durchzuführen; aber auch bei schon drohender Gangrän ist die Diathermie absolut indiziert. Die Technik ist dieselbe wie bei Diathermiebehandlung der Zehen und der Finger (Seite 23).

7. Endokrine Störungen.

a) Männliche Impotenz. Die Diathermiebehandlung soll nur auf Grund sorgfältiger Indikationsstellung durchgeführt werden. Hiebei muß man bedenken, daß die Impotenz beim Manne entweder auf Grund einer primären Keimdrüseninsuffizienz oder aber auch auf Grund einer Erkrankung oder Funktionsstörung anderer endokriner Drüsen entstehen kann. Bekannt ist, daß Erkrankungen der Schilddrüse, wie sie beispielsweise beim Morbus Basedow, ferner Erkrankungen des Pankreas (Diabetes), sowie Funktionsstörungen der Hypophyse schon in einem sehr frühen Stadium der Erkrankung Potenzstörungen verursachen können. Die Technik der Diathermie der Keimdrüsen wurde Seite 26 beschrieben. Die Diathermie der Hypophyse bei hypophysärer Genese der Impotenz ist ebenfalls erfolgversprechend; es wird je eine Bleiplatte von zirka 6 mal 8 Zentimetern an beide Schläfen über die Haargrenze gelegt. Die behaarten Stellen der Kopfhaut müssen vor Anlegung der Bleielektroden mit Kochsalzlösung befeuchtet werden. Die Dauer der ersten Behandlung beträgt 10 Minuten, jede weitere Behandlung wird um 5 Minuten bis auf 30 Minuten erstreckt. Am besten dürfte folgender Behandlungszyklus zu empfehlen sein: 6 Behandlungen innerhalb der ersten 14 Tage, dann 14 Tage Pause und schließlich wieder 6 Behandlungen innerhalb 14 Tagen. Eine Wiederholung dieses Behandlungszyklus soll nicht vor drei Monaten vorgenommen werden. Bei rein psychogener Impotenz ist natürlich jegliche Organbehandlung, also auch die Diathermiebehandlung nicht indiziert.

b) Funktionsstörungen der weiblichen Keimdrüsen. Die Technik der Behandlung wurde auf Seite 26 beschrieben. Bei klimakterischen Beschwerden, und zwar sowohl bei Beschwerden nach Eintritt der physiologischen Menopause als auch bei Beschwerden nach operativer oder auch nach Röntgenkastration kommt ebenso wie Röntgenbehandlung der Hypophysengegend Diathermie der Hypophysengegend in Betracht. Technik und Behandlungszyklus sind gleich denen bei der hypophysären Impotenz.

8. Erkrankungen der Gelenke.

Die Diathermie ist bei allen traumatischen, rheumatischen, gichtischen und gonorrhoischen Gelenkserkrankungen nach Abklingen der akuten Erscheinungen und des Fiebers indiziert. Die Technik ist bereits auf den Seiten 19 bis 23 beschrieben worden. Gleichnamige Gelenke können paarweise und gleichzeitig durch Anschluß von je zwei Elektroden an je einen Pol des Diathermieapparates behandelt werden. Bei ungleichnamigen Gelenken müssen die Gelenke nacheinander diathermiert werden, wenn der zur Verfügung stehende Diathermieapparat nicht zwei oder mehrere Therapiestromkreise aufweist. Bei Erkrankungen einer größeren Anzahl von Gelenken wird die Technik der Allgemeindiathermie der lokalen Anwendung vorzuziehen sein. Bei Gelenkserkrankungen können bei nicht zufriedenstellender Wirksamkeit niedriger Stromstärken auch höhere Stromintensitäten versuchsweise Verwendung finden.

Es sei hier kurz die Technik der Gelenksdiathermie zusammengefaßt:

a) S c h u l t e r g e l e n k : je eine Elektrode aus Bleiblech oder Stanniol von ungefähr 8 mal 12 Zentimetern vorne und hinten über das Gelenk.

b) E l l e n b o g e n g e l e n k : entweder Querdiathermie, und zwar je eine Bleiplatte von 5 mal 10 seitlich über das Gelenk; oder

Längsdiathermie, je eine zirkuläre Elektrode um den Ober- und Unterarm, wobei beide Elektroden mit ihrem dem Ellenbogengelenke zugekehrten Rande ungefähr drei Querfinger von der Ellenbogenbeuge entfernt sind.

c) **Handgelenk**: zirkuläre Elektrode um den Unterarm; als zweite Elektrode wird vom Patienten ein Metallzylinder in der betreffenden Hand festgehalten.

d) **Fingergelenke**: eine Elektrode zirkulär um den Unterarm, während die Finger mit den Fingerspitzen auf einer Bleiplatte aufgestützt werden, die sich in einer mit warmem kochsalzhältigem Wasser gefüllten Tasse befindet (Abbildung 21).

e) **Wirbelgelenke**: aktive Elektrode von 6 Zentimetern Breite und entsprechender Länge am Rücken über die erkrankten Wirbelgelenke, inaktive Elektrode von etwa 15 mal 20 Zentimeter auf die Brust oder dem Bauch.

f) **Hüftgelenk**: eine Platte von ungefähr 10 mal 20 Zentimeter unter die eine Gesäßhälfte, eine zweite gleich große Platte vorne auf dem Oberschenkel bis zur Leistenbeuge reichend.

g) **Kniegelenk**: zwei gleich große Bleiplatten von ungefähr 6 bis 8 Zentimeter Breite und 10 bis 14 Zentimeter Länge seitlich am Kniegelenk.

h) **Sprunggelenk**: zirkuläre Elektrode auf dem Unterschenkel, eine Bleiplatte in einer mit warmer Kochsalzlösung gefüllten Tasse unter die Fußsohle.

i) **Zehengelenke**: zirkuläre Elektrode am Unterschenkel; die Zehen werden auf eine Bleiplatte aufgestützt, welche sich in einer mit warmer Kochsalzlösung gefüllten Tasse befindet. Die Ferse ist dabei auf ein über die Tasse gelegtes Brett aufzustützen (Abbildung 22).

9. Erkrankungen der Muskulatur.

a) Myalgien, insbesondere die Lumbago (Hexenschuß) und der Torticollis (steifer Hals). Technik: Zweiplattenmethode mit möglichst intensiver Erwärmung. Nach jeder Diathermieapplikation ist es empfehlenswert, die erkrankte Muskelgruppe durch Heftpflasterstreifen so zu überkleben, daß diese Muskelgruppen bis zum nächsten Behandlungstage möglichst ruhig gestellt werden.

b) Muskelatrophie primärer und sekundärer Genese. Technik: Quer- oder Längsdiathermie.

c) Sehnenscheidenentzündung sowohl im akuten als auch im subakuten Stadium. Technik: Quer- oder Längsdiathermie je nach dem Sitze der Erkrankung.

10. Augenerkrankungen.

Die Technik der Augendiathermie wurde Seite 24 beschrieben.

a) Chronisch rheumatische Skleritis und Episkleritis.
b) Rheumatische und gonorrhoische Iritis und Iridozyklitis.
c) Glaskörpertrübungen (die nicht durch akute Blutungen bedingt sind).
d) Sehnervenatrophie im Anfangsstadium. (Mit Ausschluß von Sehnervenatrophien, welche durch Gehirntumoren bedingt sind.)

11. Ohrenerkrankungen.

Die Technik ist Seite 25 beschrieben.

a) Neuritis des Nervus acusticus.
b) Ohrgeräusche, und zwar auch solche, welche durch Otosklerose bedingt sind. Auf die Otosklerose selbst ist die Diathermie ohne Effekt.

VI. Kontraindikationen der Diathermie.

Die wichtigsten Gegenanzeigen der Diathermie sind:

a) Akute, fieberhafte infektiöse Prozesse.

b) Blutende Organe, wie beispielsweise ein blutendes oder zur Blutung neigendes Ulcus ventriculi oder Ulcus duodeni, Lungenblutungen, Glaskörperblutungen und das weibliche Genitale während der Menstruation.

Die Frage, ob tuberkulöse Erkrankungen, zum Beispiel tuberkulöse Gelenkserkrankungen zu diathermieren sind, ist noch umstritten.

VII. Diathermie für chirurgische Zwecke.

(Kaltkaustik.)

Die bei der Diathermie entstehende Erwärmung von Geweben oder Gewebsteilen kann durch eine bestimmte Technik bis zur Koagulation, das ist bis zur Eiweißgerinnung des Gewebes, und schließlich bis zu dessen Verkohlung gesteigert werden. In der Praxis begnügt man sich mit der Koagulierung, man vermeidet die Entstehung eines schwarzen Brandschorfes. Für den praktischen Arzt kommt die chirurgische Diathermie, auch Kaltkaustik genannt, nur für kleinere Operationen in Betracht.

Die Technik ist folgende: Eine Bleiplatte von zirka 300 Quadratzentimetern wird um einen Oberarm oder Unterarm zirkulär als inaktive Elektrode befestigt; als aktive Elektrode, hier O p e r a t i o n s e l e k t r o d e genannt, verwendet man spitze oder mit einem Metallknopfe abgestumpfte Nadeln oder kleine Lanzetten, welche auf einen Hartgummigriff aufgeschraubt werden; es ist zweckmäßig, wenn an diesem Griffe ein Stromausschalter angebracht ist. Die Bezeichnung Kaltkaustik rührt daher, daß bei diesem Verfahren die Operationselektrode kalt bleibt, während bei der gewöhnlichen Galvanokaustik die Elektrode vor und während der Operation in Rot- bis Weißglut versetzt wird, wie ja auch die Verwendung des Paquelins Rot- oder Weißglut erfordert.

Die Durchführung einer Operation mit Kaltkaustik gestaltet sich folgendermaßen: Nach Anlegen der inaktiven Elektrode wird die Operationselektrode auf das erkrankte Gewebe aufgesetzt und der Strom eingeschaltet. Die Stromstärke ist so zu wählen, daß sich das Gewebe weiß verfärbt, daß also ein sogenannter w e i ß e r Schorf entsteht. Bei entsprechender Stromstärke tritt dies meistens nach wenigen Sekunden ein. Der Wirkungsbereich einer nadelförmigen oder lanzettförmigen Elektrode ist natürlich klein und es muß daher die Operationselektrode nach Koagulierung der einen Stelle solange weitergeschoben und damit neuerlich koaguliert werden, bis das ganze erkrankte Gewebe erfaßt ist. Die Operationselektrode soll bei eingeschaltetem Strome, insbesondere bei Anwendung höherer Stromstärken, nicht vom Gewebe abgehoben werden, sondern sie ist am Körper weitergleitend vorzuschieben, da sonst schmerzhafte Funken überspringen. Die Kaltkaustik wird nur bis zum Entstehen des weißen Schorfes durchgeführt; hingegen ist eine derartig intensive Diathermierung, daß ein schwarzer Brandschorf entsteht, wie dies bei der Galvanokaustik oder bei Operationen mittels des Paquelins die Regel ist, zu vermeiden, da sonst der Hauptvorteil der Kaltkaustik, wie aus folgendem hervorgeht, verloren geht. Wie Untersuchungen Karl Hutters aus der Klinik Eiselsbergs gezeigt haben, wird durch die Kaltkaustik in der angegebenen Methodik die Eröffnung großer Gefäße nicht nur vermieden, sondern durch Thrombosierung der Gefäße, welche sich nachträglich noch über das Gefäß der unmittelbaren Einwirkung hinaus ausbreitet, sind Nachblutungen ausgeschlossen. Zu Nachblutungen kommt es nur dann, wenn bei Kaltkaustik ein schwarzer Brandschorf erzeugt wird, welcher sich späterhin abstößt. Die Versuche Hutters haben auch gezeigt, daß es bei Operationen mit Kaltkaustik in blutreichem Gewebe zweckmäßig ist, den spezifischen Widerstand dieses Gewebes dadurch zu erhöhen, daß man das Gewebe möglichst blutleer macht; dies geschieht entweder durch Druck auf die der Stromeinwirkung benachbarten Stellen oder, wo dies nicht möglich ist, zum Beispiel bei Haemangiomen der Mundhöhle, durch Pinselung mit Novokain und Adrenalin, und zwar mit einem Teile 20%igem Novokain auf drei Teile Adrenalin. Für den praktischen Arzt eignet sich die Methodik der Kaltkaustik für die Entfernung von Warzen, Naevis vasculosis und pigmentosis und Xanthelasma. Wegen der Möglichkeit der Durchführung einer raschen Gefäßverödung eignet sich die Kaltkaustik auch zur Behandlung der Teleangiektasien. Auch zur Epilation von Gesichtshaaren hat sich die Kaltkaustik den bisher geübten Verfahren der Elektrolyse und Röntgentherapie überlegen erwiesen; die Epilation wird in der Weise durchgeführt, daß man eine feine Nadel, die in einem Hartgummigriff mit Unterbrecher fixiert ist, in den Haarfollikel bis zur Haarpapille einsticht, dann wird der Strom für wenige Sekunden geschlossen und wieder geöffnet. Die notwendige Stromstärke ist bei jedem Patienten empirisch festzustellen und so zu wählen, daß keine sichtbare Koagulation, also keine weißliche Verfärbung eintritt. Ob die Dosis hinreichend war zur Zerstörung oder Koagulation der Haarpapille, erkennt man daran, daß in diesem Falle das Haar mit leichtem Zuge herausgezogen werden kann. Wenn man mit geringsten Stromdosen epiliert, so ist eine Narbenbildung ausgeschlossen; aber auch der Prozentsatz der Rezidiven ist bei diesem Verfahren ein sehr geringer.

Eine praktisch wichtige Indikation der chirurgischen Diathermie ist die von Zweig angegebene Anwendung bei der Fissura ani. Die Technik hiebei ist folgende: Der Patient wird in Knieellbogenlage gelagert und die zu diathermierende. Stelle wird mit einer 2%igen Psicainlösung oder mit einer 2%igen Novokain-Adrenalin-Lösung anästhesiert. Als inaktive Elektrode wird eine zirka 300 Quadratzentimeter große Bleiplatte am Oberschenkel befestigt. Als aktive Elektrode wird eine mit einer Kugel abgestumpfte Nadel verwendet, mit welcher man über die ulzerierte Schleimhaut oder über die Fissur des Rektums bis zur Weißschorfbildung streicht. Der Vorteil der Diathermiebehandlung der Fissura ani gegenüber der chirurgischen Behandlung, welche in einer forcierten Dehnung des Sphinkter ani in Narkose und in breiter Durchschneidung der Fissur besteht, ist der, daß die Diathermie ambulatorisch in der Sprechstunde des Arztes ohne Assistenz durchgeführt werden kann; ferner erfordert die chirurgische Behandlung längeren Spitalsaufenthalt mit umständlicher Nachbehandlung, hingegen zeigte es sich, daß nach Diathermiebehandlung der Fissura ani gleich nach dem Eingriffe völlige Schmerzlosigkeit bestehen bleibt. Dies ist darauf zurückzuführen, daß der Sphinkterspasmus, welcher den Hauptgrund der schweren Heilbarkeit der Analfissur darstellt, durch die Diathermie zum Schwinden gebracht wird. Die völlige Epithelisierung der diathermierten Wunden dauert wohl 4 bis 6 Wochen, jedoch ist bei der Schmerzfreiheit der Patienten eine besondere Nachbehandlung, außer etwa Sitzbädern, nicht nötig.

VIII. Vorsichtsmaßregeln bei der Diathermie.

a) Da sich besonders der Anfänger hauptsächlich auf die Wärmeempfindung des Patienten während der Diathermie verlassen muß, empfiehlt es sich zumindest bei Patienten, welche eine Sensibilitätsstörung vermuten lassen, an den Körperstellen, an welche Diathermieelektroden angelegt werden sollen, vorher eine Prüfung der Wärmesensibilität durchzuführen. Dies geschieht mit zwei Eprouvetten, von denen eine mit kaltem und die andere mit heißem Wasser gefüllt wird. Bei geschlossenen Augen des Patienten werden die zu prüfenden Körperstellen mit den Eprouvetten berührt, worauf der Patient anzugeben hat, ob er kalt oder heiß empfindet. Wird bei dieser Prüfung eine Sensibilitätsstörung gefunden, so ist bei einem derartigen Kranken die Diathermie nur mit geringsten Dosen zu beginnen und die zulässige Maximaldosis festzustellen. Man beginnt aber mit ganz niedrigen Stromstärken, schaltet nach 2 bis 3 Minuten den Strom aus und befühlt die Haut an der Applikationsstelle, um festzustellen, ob die eingetretene Erwärmung derart ist, daß die Stromintensität gesteigert werden kann, oder ob sie vielleicht vermindert werden muß.

b) Die Elektroden müssen sorgfältigst angelegt werden (Seite 18) und während des Durchgangs des Diathermiestromes dürfen die Elektroden vom Körper des Patienten unter keiner Bedingung abgehoben werden, da sonst ein Überspringen von Funken erfolgt, welche Hautverbrennungen hervorrufen können.

c) Vor Einschaltung des Stromes durch den Hauptschalter hat man sich ebenso wie bei allen anderen elektrotherapeutischen

Maschinen zu überzeugen, daß alle Vorrichtungen für die Regulierung der Stromintensität auf „S c h w a c h" stehen.

d) Während des Diathermierens darf der Patient nur das Gefühl angenehmer Erwärmung haben. Die Empfindung des Stechens, Brennens oder schmerzhaften Ziehens hat teils in einem schlechten Anlegen der Elektrode, teils oder ausschließlich in einer Überdosierung ihre Ursache. Das Gefühl des Faradisierens bei der Diathermiebehandlung darf nicht vorkommen. Das Faradisierungsgefühl beim Diathermieren kann aus folgenden Gründen auftreten:

1. Wenn der Kabelschuh der Leitungsschnur nicht fest am Diathermieapparate angeschraubt ist;

2. wenn der Kupferdraht der Leitungsschnur gebrochen ist, so daß in der Leitungsschnur an der Bruchstelle der Stromübergang unter Funkenbildung erfolgt;

3. bei schlecht eingestellter oder schon zu sehr abgenützter Funkenstrecke;

4. bei Beschädigung des Kondensators des Diathermieapparates.

IX. Betriebsstörungen.

Betriebsstörungen sind bei den modernen Diathermieapparaten selten. Das richtige Funktionieren des Apparates erkennt man nach Einschalten des Stromes an dem gleichmäßigen Geräusche, welches durch das Funkenüberspringen an der Funkenstrecke entsteht. Ist dieses Geräusch unregelmäßig und aussetzend, so ist meistens die Distanz der Pole der Funkenstrecke unrichtig. Die richtige Einstellung ist bei heißen Funkenstrecken, also unmittelbar nach Verwendung des Apparates, nicht durchführbar. Man muß warten, bis sich die Funkenstrecken abgekühlt haben. Die Art der Einstellung und der Einregulierung den Funkenstrecke muß sich jeder Käufer eines Diathermieapparates an s e i n e m Apparat von der Firma genauestens zeigen lassen; sie ist auch in Gegenwart eines Technikers der betreffenden Firma einzuüben. Bei eingeschaltetem Strome dürfen die Funkenstrecken nicht berührt werden.

Ist nach Einschaltung des Hauptschalters gar kein Funkenstreckengeräusch zu hören, so stehen die beiden Funkenstreckenpole entweder zu weit voneinander ab oder sie berühren sich vollständig, sind also kurz geschlossen. Daß der Apparat als solcher unter Strom steht, erkennt man auch bei Nichtfunktionieren der Funkenstrecken daran, daß der Transformator ein leises summendes Geräusch erzeugt. Ist auch dieses Summen nicht zu hören, so ist mittels einer Probierlampe an der Steckdose, an welcher das Hauptkabel des Diathermieapparates angeschlossen ist, zu prüfen, ob Strom vorhanden ist. Wenn dies nicht der Fall ist, so werden in der überwiegenden Mehrzahl der Fälle die Sicherungen der betreffenden Leitung durchschmolzen sein. Das Einsetzen neuer Sicherungen ist leicht durchführbar. Wenn nach Aufsetzen frischer Sicherungen diese gleich wieder durchbrennen, so ist irgendwo in der Leitung ein Kurzschluß, welcher von einem Elektrotechniker behoben werden muß.

Reparaturen an anderen Teilen des Diathermieapparates wird ein elektrotechnisch nicht erfahrener Arzt nicht selbst durchführen können. Es empfiehlt sich insbesondere für jene Kollegen, deren Ordinationsort weit ab von der Bezugsfirma gelegen ist, sich ein genaues Schaltschema ihres Apparates geben zu lassen, weil an der Hand dieses Schemas möglicherweise auch Elektrotechniker, welche keine spezielle Kenntnis von Diathermieapparaten besitzen, die Ursache etwa auftretender Störungen suchen und beheben können.

Nachtrag zur Diathermietechnik.

Plastilin-Stanniol-Elektroden. Während der Drucklegung hatte ich infolge des abnorm strengen Winters 1928/29 häufig Gelegenheit, schwere Erfrierungen der Ohrmuscheln und der Hände mit Diathermie zu behandeln. Hiebei erwies sich die auf Seite 23 und 25 beschriebene Diathermietechnik als nicht durchaus befriedigend. Im Verlaufe entsprechender Versuche ergab sich als überaus einfache und zweckmäßige Methodik die Herstellung von Elektroden aus Plastilin-Stanniol, welche Technik in einem Anhange dieses Buches auf den Seiten 67 und 68 erörtert werden wird.

Heißluftbehandlung.
I. Physiologische Vorbemerkungen.

Die Heißluftbehandlung verdankt ihre Wirksamkeit dem Umstande, daß durch die dem Körper des Patienten von außen zugeführte Wärme die physikalische Wärmeregulation in gesteigertem Maße angeregt wird. Dabei sind entweder die wärmeregulatorischen Mechanismen, wie zum Beispiel die Erweiterung der peripheren Gefäße, an sich therapeutisch von Bedeutung oder es setzt die wärmeregulatorische Tätigkeit der Schweißdrüsen ein und schließlich kommt es unter Umständen auch zu einer Beschleunigung der Atmungstätigkeit, zur Tachypnoe. Die zur physikalischen Wärmeregulation notwendige Vasodilatation bleibt auch bei lokaler Heißluftanwendung nicht immer auf die Körperstelle beschränkt, auf welche die Wärmezufuhr gerichtet ist; sondern es kommt nicht selten zu einer stärkeren Durchblutung der Haut des ganzen Körpers. Denn die Gefäßerweiterung bei Wärmestauung erfolgt durch Reflexe, welche über das Zentralnervensystem ausgelöst werden. Die erweiterten Gefäße in der Peripherie ermöglichen eine erhöhte Wärmeabgabe des durchströmenden Blutes und auf diese Weise fließt dann abgekühltes Blut in das Körperinnere zurück. Bei Anwendung der Heißlufttherapie, bei der sehr häufig nur einzelne Körperregionen der Behandlung zugeführt werden, darf man der reflektorischen Fernwirkung der Wärmeapplikation nicht vergessen und insbesondere muß man beachten, daß das Temperaturgefälle zwischen Haut und Umgebung bei den von der Wärmeapplikation nicht getroffenen Körperstellen ein bedeutendes werden kann, so daß gerade hier die stärkste Wärmeabgabe erfolgt.

Als gleichzeitig oder später einsetzende Wärmeregulation kommt die Tätigkeit der Schweißdrüsen in Betracht, wobei einerseits schon durch die Tätigkeit dieser Drüsen Wärme verbraucht und abgegeben wird und andererseits durch Verdunstung des Schweißes Wärme gebunden wird. Die durch Verdunstung des Schweißes dem Körper entzogene Wärme wäre ganz beträchtlich, wenn der ganze produzierte Schweiß verdunsten würde; denn die Verdunstung von 1 Gramm Wasser des Schweißes entzieht dem Körper 0·5 Kalorien, also 1 Liter Schweiß würde bei seiner Verdunstung dem Körper 500 Kalorien entziehen. Da aber bei großer Schweißproduktion der Schweiß am Körper nicht verdunstet, sondern abtropft, so geht die Wärmeabgabe der Schweißproduktion nicht parallel. Die oft und immer wieder zum Zwecke von Entfettungskuren empfohlenen Schwitzprozeduren können daher ihre Wirksamkeit nicht durch wesentliche Steigerung der Kalorienabgabe entfalten. Der nach Schwitzprozeduren auftretende Gewichtsverlust ist lediglich ein meistens vorübergehender Wasserverlust des Körpers.

Die physikalische Wärmeregulation durch Schweißausbruch wird besonders durch Heißluftbehandlung begünstigt, denn bei dieser Behandlung befinden sich der Körper oder einzelne Körperteile in t r o c k e n e r heißer Umgebung. Verwendet man hingegen statt der trockenen heißen Luft feuchte Medien, wie beispielsweise Schlammpackungen, heiße Bäder oder heißen Dampf, so ist die Schweißverdunstung unmöglich und es kommt zur Wärmestauung. Mit der Wärmestauung geht eine beschleunigte Herztätigkeit und Atemtätigkeit einher, weshalb die Wärmeprozeduren mit feuchten Medien an die Kreislauforgane höhere Anforderungen stellen, als die Heißluftbehandlung. Aus diesem Grund ist auch die Anwendung der feuchten heißen Prozeduren bei Kreislaufkranken meistens kontraindiziert. Hingegen ist die Heißlufttherapie wegen der Verdunstungsmöglichkeit des Schweißes ein schonenderes Verfahren. Allerdings muß man beachten, daß bei Applikationen in Heißluftapparaten, die den ganzen Körper oder den größten Teil des Körpers einschließen, durch die Schweißverdunstung aus der anfangs trockenen Luft im Apparate im Verlaufe der Heißluftprozedur eine feuchte Luft werden kann. Allmählich wird dann auch hier die Schweißverdunstung unmöglich, so daß es schließlich auch bei der Heißlufttherapie zur Wärmestauung und damit zur Belastung des Kreislaufes kommen kann. Man kann allerdings in Heißluftapparaten die Luft bis zu einem gewissen Grade dadurch trocken erhalten, daß man in die Apparate Tassen mit ausgeglühtem Chlorkalzium hineinstellt. In jenen Fällen, in welchen eine Wärmestauung kontraindiziert ist, wie beispielsweise bei Kreislaufkranken, wird man bei jedesmaliger Anwendung bald nach Beginn eines profuseren Schweißausbruches die Heißluftbehandlung abbrechen müssen.

Es ist weiters zu beachten, daß es Kranke gibt, bei welchen die wärmeregulatorische Tätigkeit der Schweißdrüsen schwer oder gar nicht einsetzt. Es sei bei dieser Gelegenheit erwähnt, daß es sich dabei meistens um Kranke handelt, bei welchen eine Unterfunktion der Schilddrüse besteht. Mittelgradige oder geringgradige Unterfunktionen der Schilddrüse sind viel häufiger als man allgemein annimmt. Da solche Kranke nicht selten an Myalgien oder Neuralgien leiden, werden sie häufig der Heißlufttherapie zugeführt. Das Nichtschwitzen im Heißluftapparat ist nun nicht selten ein wichtiger Hinweis auf das Bestehen einer Schilddrüsenunterfunktion. Solche Kranke sind womöglich einer Funktionsprüfung der Schilddrüse durch Bestimmung des Grundumsatzes zuzuführen und, wenn diese Untersuchung das Bestehen einer Schilddrüsenunterfunktion bestätigt, ist eine hormonale Therapie mit Thyreoidin angezeigt; eine Heißlufttherapie ist bei solchen Kranken meistens vollständig wirkungslos.

Wie aus dem Vorhergehenden ersichtlich ist, ist die Wirksamkeit der Heißlufttherapie auf zwei Faktoren zurückzuführen: erstens auf die lokal oder allgemein auftretende periphere Hyperämie; die durch Heißlufttherapie herbeigeführte Hyperämie in tieferen Schichten ist nur geringen Grades; und zweitens auf die Schweißproduktion. Bezüglich der durch Wärmetherapie herbeigeführten Hyperämie besteht der Unterschied der Heißluftanwendung gegenüber der Diathermie (Seite 12) vorwiegend darin, daß die Tiefenwirkung bei der Heißluftbehandlung eine weit geringere ist, dagegen die Hauthyperämie bei der Heißluftanwendung stärker ist als bei der Diathermie. Nach einer Diathermieanwendung ist eine geringe Rötung der in dem Behandlungsbereich gelegenen Hautpartie zu beobachten, während man nach Heißluftbehandlung die betreffende Hautstelle und auch darüber hinaus die weitere Umgebung meistens dunkelrot gefärbt findet.

II. Technische Konstruktion der Heißluftapparate.

Die Bedeutung der Hyperämie als Heilmittel hat A. Bier als einer der ersten genau präzisiert und er war auch einer der ersten, welcher praktisch brauchbare Heißluftapparate hergestellt hat, und zwar mit der ausgesprochenen Absicht, mit diesem Heilverfahren arterielle Hyperämie zu erzeugen. Im folgenden sollen nicht die Methoden der Heißluftanwendung besprochen werden, welche in Spezialinstituten für physikalische Therapie oder in Heilanstalten zur Verwendung gelangen können, sondern nur die einfacheren Methoden und Apparate, die sich ohne großen Kostenaufwand für Anschaffung, Installation und Betrieb für den praktischen Arzt eignen. Hiebei sollen die zur Verwendung gelangenden Apparate auch in einem kleineren Behandlungsraume des Arztes, gegebenenfalls auch in der Wohnung des Patienten aufgestellt werden können.

Die Heißluftapparate bestehen im wesentlichen aus einem Kasten, der möglichst vollständig und dicht den zu behandelnden Körperteil einschließt. Diese Kasten werden am besten und billigsten aus Holz hergestellt, welches zum Schutz gegen Feuersgefahr mit Wasserglas getränkt oder mit einem feuersicheren Stoff überzogen wird. Jeder derartige Kasten weist eine entsprechend große Öffnung auf, die über den betreffenden Körperteil gestülpt wird. Ein Beispiel dieser Art zeigt der in Abbildung 29 abgebildete Heißluftapparat für das Schultergelenk. Die Konstruktionen für andere Gelenke ergeben sich sinngemäß. Die meisten im Handel befindlichen Apparate sind aber so gebaut, daß sie für verschiedene Gelenke Verwendung finden können. Es ist selbstverständlich jeder Tischler leicht imstande, solche Kasten herzustellen. Zu bemerken ist nur, daß dazu harzfreie Holzarten, wie zum Beispiel Erle oder Pappel, verwendet werden müssen; denn die Verwendung harzhältiger Holzarten beinhaltet die Gefahr, daß das Harz bei Verwendung eines aus derartigem Holze hergestellten Apparates bei der Erwärmung flüssig werden und sogar auf die Haut des Patienten abtropfen könnte. Die dadurch entstehenden Verbrennungen sind sehr schmerzhaft, wie jeder weiß, dem einmal ein Tropfen flüssigen Siegellacks auf die Haut gefallen ist. Die Ausschnitte der Kasten werden entweder mit Leder oder Filz gepolstert. Die vollständige Abdichtung erfolgt mit Asbestwatte; gewöhnliche Watte oder Gaze darf wegen der Feuersgefahr nicht verwendet werden. Die Abdichtung muß möglichst exakt erfolgen, da bei einer etwa offenen Fuge die heiße Luft hauptsächlich an dieser Stelle durchzieht, wodurch es an den unmittelbar benachbarten Hautpartien

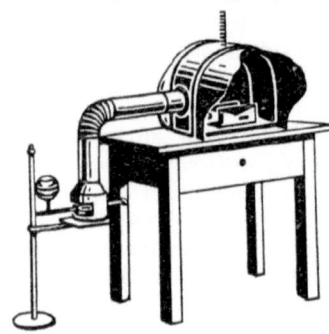

Abbildung 29. Heißluftapparat.

leicht zu Verbrennungen kommen kann. Die Heizung der Apparate erfolgt mit einer Spiritusflamme oder, wo Gas vorhanden ist, mit einem Bunsenbrenner. Die Heizflamme wird von einem winkelig gebogenen Schornsteine überdeckt, dessen anderes Ende in eine Öffnung des Heißluftkastens hineinragt. Damit die einströmende heiße Luft nicht direkt auf den Körper des Patienten auftrifft, ist über der Einmündungsstelle des Schornsteines im Heißluftkasten eine Asbestschutzplatte angebracht. Jeder Apparat besitzt am oberen Ende ein oder mehrere Zuglöcher und ein Loch, durch welches ein Thermometer gesteckt wird. Das Thermometer soll mit seiner Thermometerkugel möglichst tief in den Apparat reichen, da die heiße Luft bei zweckentsprechender Abdichtung hauptsächlich nach oben streicht, so daß im oberen Teil des Apparates eine Temperatur herrscht, welche die Temperatur in der Mitte des Apparates bis zu 20° C übersteigen kann. Wie bereits erwähnt, kann man in die Heißluftapparate zweckmäßigerweise Tassen mit pulverisiertem, ausgeglühtem Chlorkalzium einbringen, wodurch die durch Verdunstung des Schweißes entstehende Luftfeuchtigkeit im Apparate größtenteils beseitigt wird.

In den letzten Jahren werden die mit Spiritus oder Gas zu heizenden Heißluftapparate immer mehr durch solche verdrängt, bei welchen die Heizung durch elektrische Heizkörper erfolgt. Ausgezeichnete Typen dieser Art sind die von dem verstorbenen Karlsbader Arzt Tyrnauer konstruierten Apparate, die wegen ihrer bequemen Handhabung für das Ordinationszimmer des Arztes besonders zu empfehlen sind. Ihr Hauptnachteil ist, daß sie relativ teuer sind.

Ebenso bequem, aber weitaus billiger als die Tyrnauerschen Apparate sind die Konstruktionen, welche Glühlampenheizung aufweisen. Wegen seiner universellen Verwendbarkeit sowohl für kleine Körperbezirke als auch für den ganzen Körper ist das ausziehbare Lichtbad zu erwähnen, das in Abbildung 30 dargestellt ist. Die mit Glühlampenheizung versehenen Apparate sind eigentlich nicht Heißluftapparate im engeren Sinne, sondern Lichtbäder, deren physiologische Wirkung durch die Eigenart der strahlenden Wärme einer Lichtquelle beeinflußt wird. Therapeutisch bedeutungsvoll ist für derartige Lichtbäder, daß sie den menschlichen Körper bei niedrigerer Temperatur zum Schwitzen bringen als die eigentlichen Heißluftapparate, was in den Fällen, bei welchen insbesondere ein Schwitzen des ganzen Körpers beabsichtigt ist, oft einen Vorteil beinhaltet. Die Abdichtung bei diesen Apparaten erfolgt am besten mit wollenen Decken und ist eigentlich bequemer durchführbar als bei den Heißluftapparaten anderer Art. Ein Nachteil der Glühlichtbäder ist, daß insbesondere bei Anwendung enger Licht-

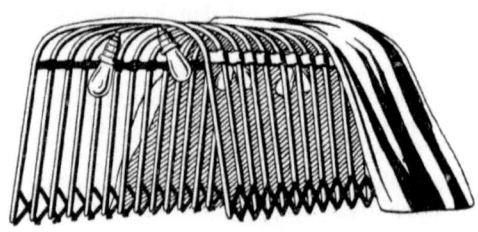

Abbildung 30. Verstellbares Lichtbad.

kasten die Glühlampen möglicherweise dem Körper zu nahe stehen, wodurch es dann unter Umständen zu Hautverbrennungen ersten und zweiten Grades kommen kann. Bei Anwendung dieser Art von Lichtkasten muß deshalb entsprechende Vorsicht beobachtet werden.

III. Anwendungstechnik.

Nach sorgfältiger Aufstülpung des Apparates über den erkrankten Körperteil oder den ganzen Körper des Patienten werden die Spalten zwischen dem Rand des Apparates und dem betreffenden Körperteil abgedichtet und die Heizung in Gang gesetzt. Die T e m p e r a t u r, welche bei der lokalen Heißlufttherapie angewendet werden kann, beträgt 80 bis 120° C. Eine Temperatur, die deshalb von der Haut des Patienten anstandslos vertragen wird, weil, wie früher auseinandergesetzt wurde, die Schweißverdunstung und damit die physikalische Wärmeregulation im Heißluftkasten bis zu einem hohen Grade möglich ist. Die Schweißverdunstung insbesondere dann, wenn für Absorption der Luftfeuchtigkeit im Apparate durch Chlorkalzium Vorsorge getroffen ist. Die anzuwendende Temperatur hängt davon ab, ob man im Einzelfalle mehr auf die Schweißsekretion oder auf die Hyperämie Wert legt. Die Schweißsekretion ist bereits bei 50 bis 60° C optimal zu erreichen, während zur Erzielung einer ausgiebigen, auch in die Tiefe reichenden Hyperämie höhere Temperaturen notwendig sind. Für diesen Zweck sind 80° C als untere Grenze zu bezeichnen. Die D a u e r eines lokalen Heißluftbades beträgt gewöhnlich eine halbe bis eine Stunde. Störungen des Allgemeinbefindens sind im lokalen Heißluftbad kaum zu besorgen. Es kommt wohl auch bei lokaler Heißluftapplikation gelegentlich zu mehr oder minder starkem allgemeinem Schweißausbruche und manchmal auch zu einer etwas beschleunigten Herzaktion. Das lokale Heißluftbad stellt aber keine nennenswerte Überlastung des Kreislaufsystemes dar und kann daher auch bei Herzkranken im allgemeinen ohne Bedenken Anwendung finden.

Die Vorsichtsmaßregeln, die beim lokalen Heißluftbad notwendig sind, beziehen sich vor allem auf den Schutz vor Verbrennungen. Als oberstes Prinzip hat wohl zu gelten, daß bei Patienten mit gestörter Hautsensibilität jede Art von Heißlufttherapie im Heißluftkasten oder im Lichtkasten am besten zu unterbleiben hat. Es gibt weiters Körperstellen, welche ein Punktum minoris resistentiae gegen Erwärmung darstellen, und zwar sind das die Zehen und die Haut oberhalb des Schienbeines; es empfiehlt sich bei Patienten, bei welchen diese Körperteile in den Bereich der Heißlufttherapie fallen sollen, die erste Behandlung besonders vorsichtig vorzunehmen, und zwar mit niedrigeren Temperaturen und kürzerer Behandlungsdauer. Zeigen sich auch hiebei schon Anzeichen von drohender Verbrennung ersten Grades, so müssen diese Stellen bei den folgenden Behandlungen mit Gaze bedeckt werden. Gegen Hitze empfindlich sind ferner Narben nach Operationswunden, insbesondere Narben mit breitem keloidartigem Charakter. Bei Apparaten, welche mit Glühlampen geheizt werden, tritt das Schwitzen schon bei niedrigerer Temperatur ein, und zwar meistens schon bei 40 bis 50° C nach einer Behandlungszeit von 5 Minuten.

IV. Die wichtigsten Indikationen.

1. Für die lokale Heißluftanwendung.

a) Gelenkserkrankungen rheumatischer, gichtischer und traumatischer Genese insbesondere dann, wenn sie mit stärkerer Exsudation und Schwellung einhergehen.

b) Nachbehandlung von Verletzungen der Knochen und Gelenke, Distorsionen, Frakturen sowie traumatische Gelenksergüsse.

c) Muskelrheumatismus.

d) Exsudate im Abdomen.

2. Für die allgemeine Heißluftanwendung.

a) Polyartikuläre Gelenkserkrankungen.

b) Die Durchführung von Schwitzprozeduren bei akuter und chronischer Nephritis; bei diesen Schwitzprozeduren empfiehlt es sich, durch Verabreichung heißer Getränke vor dem Heißluftbade die Transpiration zu fördern; wichtig ist es aber, bei jeder allgemeinen Heißluftanwendung eine Kühlkappe auf den Kopf und nötigenfalls einen Kühlschlauch auf das Herz zu legen.

Künstliche Höhensonne.
I. Physikalische Vorbemerkungen.

Das natürliche Sonnenlicht besteht aus einem sichtbaren und einem unsichtbaren spektralen Anteile. Der sichtbare Teil des Spektrums reicht vom Rot mit der Wellenlänge 760 $\mu\mu$ bis zum Violett mit der Wellenlänge 397 $\mu\mu$ (μ = Mikron = $1/1000$ Millimeter; $\mu\mu$ = Millimikron = $1/1000$ Mikron = $1/1,000.000$ Millimeter). Jenseits von Rot befindet sich das unsichtbare Infra- oder Ultrarot, jenseits des Violetts das Ultraviolett. Die Bezeichnung „künstliche Höhensonne", welche für die Quecksilberdampflampe gewählt wurde und sowohl bei Ärzten als auch bei Laien sehr populär wurde, ist eigentlich physikalisch nicht richtig, weil die Höhensonne im Gebirge das Gesamtspektrum mit seinem sichtbaren und unsichtbaren Teile zur Wirkung bringt, während der künstlichen Höhensonne ein nicht geringer Teil des Gesamtspektrums fehlt. Der Wert dieses lichttherapeutischen Gerätes wird aber dadurch keineswegs herabgesetzt, denn der starke phototherapeutische Effekt beruht ja vor allem auf der ultravioletten Strahlung, an welcher das Spektrum der Quarzlampe sehr reich ist. Blickt man durch ein Prisma gegen die brennende künstliche Höhensonne, so sieht man, daß das Spektrum kein deutliches leuchtendes Rot aufweist, wie das Spektrum der natürlichen Sonne, sondern daß es mit einem gelbroten schmalen Streifen abschließt; hingegen ist der violette Streifen sehr breit und von satter Farbe. Das Ultrarot fehlt der Quarzlampe vollständig; dagegen endet das Ultraviolett der natürlichen Sonne im Hochgebirge bei 290 $\mu\mu$. Die Ursache dafür liegt im folgenden: Die Sonnenstrahlung wird in der Erdatmosphäre einerseits durch Zerstreuung, andererseits durch Absorption geschwächt. Die Zerstreuung erfolgt durch das Auftreffen der Strahlen auf den Luftmolekülen, Staubteilchen und Wassertröpfchen. Die Absorption erfolgt für die ultraroten Strahlen insbesonders durch den Wasserdampf der Atmosphäre, während die Absorption der ultravioletten Strahlen auch durch Ozon erfolgt, dessen Vorkommen in großen Höhen der

Atmosphäre wahrscheinlich ist. Diese Absorption durch die Atmosphäre ist auch im Gebirge so stark, daß Strahlen unter 290 $\mu\mu$ vollständig aufgenommen werden. Das Quecksilberdampflicht ist reich an ultravioletten Strahlen und der aus Quarz hergestellte Brenner der künstlichen Höhensonne läßt Ultraviolettstrahlen bis zur Wellenlänge von 193 $\mu\mu$ hindurch.

II. Physiologische Vorbemerkungen.

Die biologische Wirkung der an ultravioletten Strahlen reichen künstlichen Lichtquellen ist im weitesten Maße experimentell erforscht worden. Bei Bestrahlung eines Menschen oder Tieres mit der Quecksilberdampflampe sind lokale und allgemeine Einwirkungen zu beobachten. Die lokale Einwirkung äußert sich im Auftreten einer reaktiven Entzündung der Haut, welche nach einer bestimmten Latenzzeit in Erscheinung tritt. Je nach der Intensität der Bestrahlung und nach der Lichtempfindlichkeit der Haut des betreffenden Individuums kann die lokale Reaktion alle Übergänge von einem leichten Erytheme bis zu einer schweren Dermatitis mit Blasenbildung darbieten. Als später eintretende Wirkung der Bestrahlung beobachtet man die Pigmentierung, und zwar bei blonden Menschen in geringerem Grade und bei dunkelhaarigen Menschen in stärkerem Grade.

Die Wirkung der Bestrahlung des menschlichen Körpers mit einer künstlichen Lichtquelle hängt von verschiedenen Faktoren ab. Erstens von der Lichtintensität und zweitens von der Entfernung der Lichtquelle vom bestrahlten Körper. Dabei ist die auf die Flächeneinheit wirkende Lichtintensität verkehrt proportional dem Quadrate der Entfernung. Drittens hängt die Wirkung der Bestrahlung ab von der Wellenlänge der Strahlen; die Durchdringungsfähigkeit der Strahlen durch tierisches Gewebe ist um so größer, je größer die Wellenlänge ist. Mit der Verkürzung der Wellenlänge sinkt die Durchdringungskraft. Die kurzwelligen Strahlen werden also schon von den oberflächlichen Hautschichten absorbiert. Eine lokale Wirkung der Lichtstrahlen kann aber nur in den Gewebsschichten erfolgen, welche die betreffenden Strahlen absorbieren. Viertens hängt die lokale Lichtreaktion von der Lichtgewöhnung der betreffenden Körperpartie ab; so ist beispielsweise die Gesichtshaut meistens weniger lichtempfindlich als die Rückenhaut. Ferner setzt eine Pigmentierung der Haut ihre Lichtempfindlichkeit herab. Die nach Bestrahlung mit natürlichem Sonnenlichte oder mit künstlichen

Lichtquellen auftretende Pigmentierung stellt den wichtigsten Lichtschutz dar; jedoch gibt es auch, wie neuere Untersuchungen zeigen, eine Lichtgewöhnung völlig unpigmentierter Hautstellen.

III. Lokale Wirkungen der Bestrahlung.

Die lokale oder direkte Wirkung einer Bestrahlung mit ultraviolettem Lichte zeigt nur eine geringe Tiefenwirkung, welche in der Haut des Menschen höchstens in eine Tiefe von 0·5 bis 1 Millimeter reicht. Die durch Bestrahlung eines Hautbezirkes entstehende Lichtentzündung ergibt ganz charakteristische Veränderungen. Betrachtet man eine derartige Hautpartie mit einem Mikroskope bei ungefähr 75 facher Vergrößerung im auffallenden Lichte, so kann man zweifelsfrei eine Erweiterung der Kapillaren feststellen. Die mikroskopische Untersuchung eines herausgeschnittenen Hautbezirkes nach mittelstarker Bestrahlung zeigt folgende Veränderungen: Die Gefäße sind prall mit Blut gefüllt, wobei große Mengen von Leukozyten in den Gefäßen und ihrer Umgebung nachweisbar sind. Die Gewebe sind ödematös durchtränkt. Die Auswanderung der Leukozyten erfolgt wahrscheinlich durch den Reiz der durch die Belichtung unmittelbar geschädigten Epidermiszellen. Die Zellen der Haut werden in verschiedenem Grade durch die Lichtempfindung betroffen, am wenigsten die Zellen der Hornschicht, deren Zellen ja absterbende Elemente mit geringer Empfindlichkeit sind, am stärksten die Stachelzellen des Stratum germinativum der Epidermis. Bei intensivster Bestrahlung finden sich auch Veränderungen an den Bindegewebszellen und den elastischen Fibrillen des Coriums. Erwähnenswert sind auch die Veränderungen im Kalkgehalte der verschiedenen Hautschichten vor und nach Bestrahlungen. Normalerweise ist der Kalkgehalt der Lederhaut größer als der der Epidermis. Nach Bestrahlung mit ultraviolettem Licht steigt der Kalkreichtum der Epidermis an. Gans und seine Schule nehmen an, daß nach Bestrahlung mit ultraviolettem Lichte eine erhöhte Durchlässigkeit der Zellmembranen eintritt, wodurch der Antransport des Kalkes aus dem Blute bis zur Epidermis gefördert wird.

Eine weitere lokale Folge der Ultraviolettbestrahlung ist die Pigmentierung der Haut. Diese Pigmentierung kann sowohl nach einer Lichtentzündung der Haut als auch ohne eine solche nach schonender allmählicher Gewöhnung an das Licht auftreten. Die Frage über die Entstehungsart und den Entstehungsort des Pigmentes hat in den letzten Jahren zu vielen wissenschaftlichen Streitschriften Anlaß gegeben und ist dadurch noch komplizierter geworden, daß nachgewiesen werden konnte, daß es auch eine Lichtgewöhnung der Haut ohne Pigmentbildung gibt. Das Pigment ist eine körnige braune Masse, welche durch die chemische Wirkung des Lichtes wahrscheinlich im Protoplasma der Basalzellen nucleogen entsteht. Durch diese Pigmentmasse wird der Kern mantelartig mit einer besonders nach oben gerichteten, gegen die Lichtstrahlen schützenden Kappe umhüllt. Die Heilwirkung des Lichtes auf erkranktes Gewebe, wie beispielsweise auf Lupus, beruht auf der therapeutischen Wirkung der durch ultraviolette Strahlung bewirkten Entzündung. Die lokale Heilwirkung auf Wunden mit schlechter Heilungstendenz, sowie die Wachstumsförderung der Anhangsgebilde der Epidermis, der Haare und Nägel, durch Bestrahlung beruht darauf, daß der Zellteilungsprozeß durch Bestrahlung sowohl mit kurzwelligem als auch mit langwelligem Lichte mittlerer Intensität gefördert wird. Zu hohe Lichtintensitäten können aber im Gegenteile eine Störung des Zellteilungsprozesses herbeiführen.

IV. Allgemeine Wirkungen der Bestrahlung.

Zu den allgemeinen Wirkungen der Bestrahlungen sind jene Lichtreaktionen zu zählen, welche außerhalb einer direkt bestrahlten Körperstelle oder eines bestrahlten Körperorgans erkennbar oder experimentell nachweisbar sind. Es seien hier die wichtigsten Beobachtungen dieser Art angeführt. Schon nach Bestrahlung eines mäßig großen Hautbezirkes wird, wie zuerst Hasselbach zeigen konnte, die Atemfrequenz vermindert und dementsprechend die Atemtiefe vergrößert; diese Wirkung dauert noch lange Zeit nach Abheilung des Erythems an. Im Zirkulationsapparate zeigt sich während des akuten Stadiums des Lichterythems, wie Lindhart gezeigt hat, eine konstante Steigerung des Minutenvolumes des Herzens, das ist der vom Herzen pro Minute beförderten Blutmenge; der Blutdruck sinkt infolge der Vergrößerung der Strombahn durch die Hauthyperämie meistens ab. Sehr bedeutend ist der Einfluß der Bestrahlung auf den intermediären Stoffwechsel; Durig hat gezeigt, daß im Höhenklima unter dem Einflusse des Lichtes Stickstoffansatz stattfindet, und Liebesny hat experimentell zeigen können, daß unter dem Einflusse stark chemisch wirkender Lichtdosen der intermediäre Eiweißstoffwechsel im Sinne eines Eiweißansatzes beeinflußt wird; auch der Mineralstoffwechsel wird beeinflußt, wie dies Pinkussen, Hess u. a. nachgewiesen haben. Bedeutungsvoll für die Therapie ist es weiters, daß durch die Bestrahlung mit ultraviolettem Licht die Bildung akzessorischer Nährstoffe, der Vitamine, aus ihren Vorstufen im Körper gefördert wird; darin liegt ja die Bedeutung begründet, welche die Bestrahlungstherapie der Rachitis gefunden hat. Völtz und Hess konnten zeigen, daß diese antirachitische Wirkung auch der Milch bestrahlter Mütter zukommt und schließlich wurde in letzter Zeit durch andere Autoren gezeigt, daß die gleiche Wirkung bestrahlte Kuhmilch entfaltet, wobei es nach den Angaben mancher Autoren gleichgültig ist, ob durch die Lichtwirkung die betreffenden Kühe oder die Milch selbst getroffen wird. Durch die photochemische Wirkung des Lichtes kommt es im Körper des bestrahlten Menschen oder Tieres oder in der Milch wahrscheinlich zur Umwandlung des Cholesterins in das D-Vitamin; das Cholesterin gehört zu den Lipoiden und ist ein aromatischer Alkohol von unbekannter Konstitution, der sich in den Zellen aller Organe findet. Soweit es bis jetzt bekannt ist, müssen die Säugetiere Lipoide in der Nahrung zugeführt erhalten; die Säugetiere besitzen im Gegensatze zu den Vögeln, welche die Lipoide aus anderen Nahrungsstoffen aufbauen können, diese Fähigkeit nicht und gehen bei Ernährung mit lipoidfreier Nahrung zugrunde. Die Fähigkeit des Körpers, Lipoide in Vitamine umzuwandeln, kann, wie das Krankheitsbild der Rachitis zeigt, pathologisch herabgesetzt sein; andererseits kann, wie sich gezeigt hat, durch die photochemische Wirkung des ultravioletten Lichtes die Vitaminbildung sowohl im Menschen und Tierkörper als auch in der Milch der Säugetiere gefördert werden.

Therapeutisch bedeutungsvoll ist es weiters, daß infolge Allgemeinwirkung der Bestrahlung Toxine eine Abschwächung erfahren können, was auf die koagulierende Wirkung des Lichtes auf Eiweißkörper zurückgeführt wird. Es wurde nachgewiesen, daß verschiedene Toxine eine verschiedene Lichtempfindlichkeit aufweisen. Die häufig therapeutisch so günstige Wirkung der Höhensonnenbestrahlung des Erysipels ist wohl als eine solche Toxinabschwächung aufzufassen. Merkwürdigerweise hat sich gerade das Toxin des Tuberkelbazillus in vitro als sehr wenig lichtempfindlich erwiesen, obgleich die günstige Wirkung der Bestrahlung bei tuberkulösen Prozessen unbestreitbar ist. Ebenso wie die Toxine sind auch die Bakterien selbst in verschiedenem Grade lichtempfindlich, und zwar insbesondere gegenüber dem ultravioletten Strahlenanteile des Lichtes. Die bakterizide Wirkung des Lichtes kann aber wohl nur bei direkter Bestrahlung der Bakterien eintreten; daß als allgemeine oder indirekte Wirkung der Bestrahlung im Körper des Erkrankten Bakterien abgetötet werden, ist kaum anzunehmen. Hingegen ist es wahrscheinlich, daß die Bestrahlung die Abwehrreaktion des Körpers gegen Bakterien steigert. Diese allgemeine Reaktionsfähigkeit des Körpers als Hauptfaktor der Bestrahlungstherapie, wie so mancher anderen Heilwirkung, zeigt sich auch darin, daß erfahrungsgemäß an Tuberkulose erkrankte Personen mit stark einsetzender Pigmentbildung nach Bestrahlung einen besseren Heilerfolg erwarten lassen als solche, bei welchen die Pigmentierung ganz ausbleibt. Der Pigmentbildung als solcher ist wohl ein Anteil an der Heilwirkung nicht zuzuschreiben; man kann aber ungezwungen annehmen, daß Kranke, welche bei Bestrahlung nicht die Lichtschutzreaktion der Pigmentbildung aufbringen, auch die Kraft für andere Abwehrreaktionen schwer oder gar nicht aufbringen.

V. Technische Konstruktion der Quarzlampe.

Wenn in diesem Büchlein von allen lichttherapeutischen Behelfen nur die „künstliche Höhensonne" beschrieben wird, so soll damit keineswegs gesagt werden, daß andere Bestrahlungsvorrichtungen, insbesondere die verschiedenen Bogenlampen, der künstlichen Höhensonne an therapeutischer Wirksamkeit nachstehen. Es ist jedoch unzweifelhaft, daß sich die Quarzlampe für den Betrieb im Ordinationszimmer des praktischen Arztes am einfachsten und bequemsten erweist, daß aber auch der spezialistisch tätige Lichttherapeut mit der Quarzlampe, insbesondere wenn er neben der künstlichen Höhensonne auch über die Kromayerlampe verfügt, den meisten Indikationen der Lichttherapie wird entsprechen können.

Die künstliche Höhensonne besteht aus einem Brenner aus Quarzglas, an dessen beiden Enden sich die Polgefäße befinden, welche das Quecksilber enthalten. Die zum Betriebe einer solchen Lampe notwendige Stromintensität beträgt bei einer Netzspannung von 110 Volt zirka 4 Ampere, bei einer Netzspannung von 220 Volt zirka $2^1/_2$ Ampere. Beim Zünden der Lampe ist eine höhere Stromstärke notwendig. Diese „Anlaufstromstärke" beträgt bei einer Netzspannung von 110 Volt zirka 10 bis 12 Ampere, bei einer Netzspannung von 220 Volt zirka 6 bis 8 Ampere. Die Sicherungen der Leitungen müssen dementsprechend gewählt werden. Bei Wohnungslichtleitungen sind die Sicherungen gewöhnlich schwächer dimensioniert und müssen deshalb bei Inbetriebsetzung der Quarzlampe ausgewechselt werden. Die Zündung der Lampe wird nach Einschaltung des Stromes durch maximales Kippen des Brenners herbeigeführt, was durch Drehung eines am Blechgehäuse angebrachten Rades leicht bewerkstelligt werden kann. Durch dieses Kippen werden die beiden Pole durch einen Quecksilberfaden miteinander verbunden, wodurch es zur Zündung kommt. Nach Abreißen des Fadens, was nach Rückführung des gekippten Brenners in seine normale Ruhelage erfolgt, kommt es durch die glühenden Quecksilberdämpfe zur Bildung des Lichtbogens, welcher, wenn keine Betriebsstörung eintritt, bis zur Ausschaltung des Stromes brennt. Die Lichtstärke der Quarzlampen beträgt zirka 1200 bis 1500 Hefnerkerzen. Die volle Lichtintensität tritt nicht sofort nach Entstehung des Lichbogens ein, sondern erst nach etwa fünf Minuten Brenndauer. Nach längerem Gebrauche eines Quarzbrenners sinkt die ausgesandte Lichtintensität allmählich ab, und zwar insbesondere infolge eines im Innern des Quarzrohres sich bildenden grauweißen Belages, welcher einen Teil der Lichtstrahlen des Quecksilberlichtbogens absorbiert. Jeder Arzt erkennt das Nachlassen der Lichtintensität seiner Lampe daran, daß die zur Erzeugung eines Hauterythems notwendige Dosis, gemessen an der Bestrahlungsdauer bei gleicher Distanz der Lichtquelle von der Haut, immer größer genommen werden muß.

Zur Messung der Lichtintensität gibt es verschiedene Instrumente, welche auf photochemischen Methoden beruhen. Zur Messung der Lichtintensität der Quarzlampe können zweckmäßigerweise nur Instrumente Verwendung finden, welche auf die spektrale Verteilung des Lichtes dieses Gerätes Rücksicht nehmen, das heißt also insbesondere die Beurteilung der Intensität der Ultraviolettstrahlung gestatten. Dieser Forderung entspricht am besten und einfachsten das Erythemdosimeter von Keller. Das Prinzip dieses Instrumentes ist folgendes: Man nimmt einen Streifen photochemisches Papier, und zwar Aristo-Gelatinepapier (weiß glänzend von Bayer & Co.). Dieser Streifen wird zu einem Drittel unbedeckt, zu einem Drittel unter Uviolglas (für ultraviolette Strahlen durchlässiges Glas) und zu einem letzten Drittel unter gewöhnlichem Glas dem

Quarzlicht ausgesetzt. Es entstehen nun verschieden starke Schwärzungen des photographischen Papierstreifens, welche mit einer Testschwärzungsskala verglichen werden. An der Hand einer Tabelle läßt sich dann leicht die Zahl finden, mit welcher die zur Erreichung der Testschwärzung angegebene Zeit multipliziert werden muß, um für den untersuchten Quarzbrenner bei einer bestimmten Distanz die mittlere Erythemdosis zu finden. Der Vergleich der Schwärzung der verschiedenen Papierstreifenanteile ergibt eine Beurteilung des Anteiles der Lichtquelle an kurzwelligen Strahlen. Wer sich mit derartigen Messungen nicht beschäftigen will, wird gut tun, seinen Brenner auszutauschen, sobald das Quarzrohr den oben geschilderten weißen Belag aufweist, was je nach Beanspruchung der Lampe früher oder später erfolgt. Meistens ist nach etwa 1000 Brennstunden der Brenner in seiner Leistung schon stark abgeschwächt.

VI. Technik der Bestrahlung.
1. Allgemeinbestrahlungen.

Die Bestrahlung erfolgt am liegenden oder am sitzenden entkleideten Patienten. Die Augen sind stets mit einer dunklen (schwarzen oder grünen) Schutzbrille vollkommen zu bedecken; die Schutzbrille muß so gebaut sein, daß auch ein seitlicher Strahleneinfall ausgeschlossen ist. Die Lampe soll so weit seitlich von dem liegenden Patienten stehen oder hängen, daß der Brenner nicht direkt über einen Teil des Körpers des Patienten hängt. Diese Vorsicht ist deshalb nötig, da der Quarzbrenner immerhin während des Brennens einmal springen kann, wodurch dann Gefahr bestünde, daß glühendes Quecksilber auf den Körper des Patienten herabfällt. Die Bestrahlung muß je auf der Vorder- und der Rückseite in gleichem Zeitausmaß erfolgen. Bequemer und angenehmer ist naturgemäß die Allgemeinbestrahlung mit zwei gleichzeitig brennenden Lampen auszuführen. Die B e s t r a h l u n g s z e i t für die erste Bestrahlung hängt von der Lichtintensität des vorhandenen Quarzbrenners und von der Lichtempfindlichkeit des betreffenden Patienten ab. Bei neuen Quarzbrennern und bei blonden Patienten wird man, wenn nicht ein starkes Erythem ausdrücklich beabsichtigt ist, mit 1 Meter Distanz und 1 Minute beginnen. Je nach der Hautreaktion wird man bei den folgenden Bestrahlungen, die je nach der speziellen Indikation täglich oder jeden zweiten Tag stattfinden, die Bestrahlungsdauer allmählich bis auf 30 Minuten verlängern und die Distanz der Lampe vom Patienten mit der Zeit bis auf etwa 50 Zentimeter verkürzen. Bei Verwendung älterer Quarzbrenner und bei Bestrahlung brünetter Patienten kann man schon die erste Bestrahlung mit 3 Minuten bei 80 Zentimeter Distanz beginnen. Ist bei einem Patienten eine schwache Erythemdosis die höchst zulässige Anfangsdosis, so kann man, wenn man besonders vorsichtig sein will, so vorgehen, daß man zunächst eine kleine Hautpartie des betreffenden Kranken unter sorgfältiger Abdeckung aller übrigen Körperstellen in einer Entfernung von 80 bis 100 Zentimeter ein bis drei Minuten lang bestrahlt. Bei negativem Ausfall der Reaktion steigert man die Belichtung bis zur deutlich eben erkennbaren Erythembildung und beginnt dann mit dieser Dosis die Allgemeinbestrahlung, wobei man diese Dosis an den folgenden Tagen nur dann steigert, wenn durch die wiederholte Bestrahlung das Erythem der Haut nicht intensiver wird; jedenfalls ist die Entstehung einer heftigeren Dermatitis unbedingt zu vermeiden. Wenn hingegen, wie es häufig der Fall ist, die Entstehung einer Dermatitis kleinerer oder größerer Hautbezirke als wesentliche Reaktion angestrebt wird, welche zur Heilwirkung führen soll, so muß man nach einer bestimmten Anzahl von Bestrahlungen, welche dem Einzelfall anzupassen sind, die Kur unterbrechen und die Abheilung der Dermatitis, aber auch den Rückgang der Pigmentbildung abwarten, da ja eine lichtgewöhnte und pigmentierte Haut für eine reaktive Lichtentzündung nicht mehr empfindlich genug ist.

2. Lokale Bestrahlung.

Um die künstliche Höhensonne zur lokalen Bestrahlung zu verwenden, wird die am Gehäuse befindliche Verschlußklappe je nach Bedarf geschlossen und die Belichtung nur mit einem entsprechenden Ausschnitt vorgenommen, welcher die Strahlen durchläßt. Die Dosierung hängt davon ab, ob eine milde Lichtwirkung oder ob eine starke Lichtreaktion notwendig ist.

VII. Die wichtigsten Indikationen zur Anwendung der künstlichen Höhensonne.

1. Innere Krankheiten.

a) **Erkrankungen der Atmungsorgane.**

α) **Lungentuberkulose.** Für die Behandlung geeignet sind fieberlose Fälle, insbesondere am Beginne der Erkrankung. Bei subfebrilen Fällen darf die Bestrahlung nur sehr schonend und vorsichtig durchgeführt werden. Bei Patienten mit Haemoptoe ist je nach der Ursache der Lungenblutung die Bestrahlung indiziert oder kontraindiziert. Nach S o r g o ist die Bestrahlung indiziert bei fieberlos kavernösen Blutungen aus alten Aneurysmen der Pulmonalarterien, sowie bei Stauungsblutungen, da in solchen Fällen eine Entlastung des Lungenkreislaufes durch die Hyperämisierung der Haut eintritt; hingegen ist die Bestrahlung kontraindiziert bei Blutungen infolge entzündlicher Kongestion. Ist diese ätiologische Indikationsstellung bei einer Lungenblutung nicht möglich, so wird man die Bestrahlung besser unterlassen. Besonders günstige Erfolge sieht man bei latenten Infektionen der Kinder, das sind meistens schlecht aussehende schwächliche Individuen, bei welchen klinisch wohl ein positiver Pirquet, sonst aber nichts nachweisbar ist. — Technik: Vorsichtige Bestrahlung mit Vermeidung stärkerer Hautentzündung. Treten im Verlaufe der Bestrahlung Temperatursteigerungen auf, so ist volle Körperruhe noch einige Tage über den Temperaturabfall hinaus einzuhalten. Bei Frauen, welche zu menstruellen oder prämenstruellen Temperatursteigerungen neigen, ist vor der erwarteten Menstruation und während der Menstruation die Bestrahlung zu unterlassen.

β) Nachbehandlung von akuten Erkrankungen der Lunge, insbesondere nach Pneumonie; postpneumonische Infiltrate und fortbestehende katarrhalische Prozesse.

γ) Behandlung und Nachbehandlung der Pleuritis exsudativa und sicca nach der Entfieberung. Bei schmerzhaften Adhäsionen ist die Diathermiebehandlung wirksamer.

δ) Chronische Bronchitis. — Die Technik ist bei allen diesen Leiden die gleiche wie bei der Lungentuberkulose.

ε) Schwere Rhinopharyngitiden und Tonsillitiden mit anschließenden entzündlichen Prozessen der regionären Lymphdrüsen (sogenanntes Drüsenfieber). Technik: Lokale und allgemeine Bestrahlung.

b) **Kreislauferkrankungen.**

Vor allem kommt für die Behandlung mit ultravioletten Strahlen die Angina pectoris in Betracht. Darauf haben schon im Jahre 1907 Hasselbach und Jacobaeus aufmerksam gemacht, ohne daß sich diese Therapie in Ärztekreisen viel Anerkennung verschafft hätte. Jüngst hat nun E. Freund aus der Klinik Wenckebachs darauf hingewiesen, daß, um mit dieser Behandlung Erfolge zu erzielen, vor allem eine entsprechende Bestrahlungstechnik notwendig sei. Bei Einhaltung der richtigen Technik seien dann die Erfolge verblüffende. Die von Freund angegebene Technik ist folgende: Es werden in den einzelnen Bestrahlungssitzungen nur relativ kleine Hautbezirke bestrahlt. Zuerst wird die Brust bestrahlt, und zwar ein Geviert, das oben von der Höhe des Jugulums bis zur Spitze des Processus xiphoideus reicht und seitlich durch die Mamillarlinien begrenzt wird. Die zweite Bestrahlung betrifft gewöhnlich die ganze linke Seitenfläche des Brustkorbes. Die dritte Bestrahlung wird meistens am Rücken verabreicht, und zwar etwa ein so großes Gebiet wie vorne. Eine vierte Bestrahlung kann den linken Oberarm von der Seite her einschließlich der Schulter treffen. Gelegentlich wird auch die rechte Körperhälfte einbezogen, und zwar besonders dann, wenn die Schmerzen auch nach rechts ausstrahlen. Bei all diesen Bestrahlungen werden die nicht zu bestrahlenden Hautbezirke sorgfältigst abgedeckt. Die zu verwendende Dosis muß derart sein, daß eine intensive Dermatitis ausgelöst wird. Die einzelnen Bestrahlungen sind in Zwischenpausen von sechs bis zwölf Tagen durchzuführen. Ist nach mehreren Bestrahlungen eine wesentliche Besserung eingetreten, so ist es vorteilhaft, nunmehr eine größere Pause von mehreren Wochen zu machen, damit sich die Haut erholt und pigmentärmer wird, um bei einer neuerlichen Bestrahlung wieder eine kräftige Reaktion zu ermöglichen.

c) **Blutkrankheiten.**

α) Sekundäre Anämien und

β) perniziöse Anämie und Leukämie. Wenn auch bei den letzteren Erkrankungen durch Lichttherapie allein keine Besserung des Blutbildes erfolgt, so ist die Anwendung der Bestrahlung wegen ihrer roborierenden Wirkung doch empfehlenswert und wird daher auch neben der jetzt sich als so erfolgreich erweisenden Leberdiät oder Lebermedikation angewendet werden können.

d) **Erschöpfungszustände.**

α) Bei lang sich hinziehender Rekonvaleszenz nach akuten Erkrankungen und nach operativen Eingriffen, insbesondere auch prophylaktisch zur Verhütung der Tuberkulose nach schweren Krankheiten, die erfahrungsgemäß zum Ausbruche der Tuberkulose oder zum Wiederaufflackern eines abgeheilten Prozesses führen.

β) Unterstützung von Mastkuren. Bei beiden Indikationen ist aber zu berücksichtigen, daß bei stark nervöser Übererregbarkeit solcher Patienten jegliche Lichttherapie eher schädlich als nützlich wirkt und in solchen Fällen daher zu unterlassen ist. Insbesondere zeigen Basedowkranke auch nach Anwendung von Freiluftsonnenbädern nicht selten eine wesentliche Verschlimmerung ihres Krankheitszustandes und auch die Anwendung der künstlichen Höhensonne ist bei schweren Basedowfällen kontraindiziert.

2. Besondere Indikationen bei Kindern.

a) Rachitis. Beim ersten Auftreten von rachitischen Symptomen soll man mit der Bestrahlungskur beginnen. Beim Säuglinge ist eines der ersten rachitischen Symptome das Auftreten erweichter Stellen am Schädel, die Kraniotabes, welche sich meistens schon im dritten Monate manifestiert. Bei Frühgeburten mit einem Geburtsgewichte unter 3000 Gramm empfiehlt Huldschinsky einen noch früheren Bestrahlungsbeginn, und zwar prophylaktisch, da bei solchen Kindern schon im zweiten Monate Verunstaltungen des Schädels und des Brustkorbes auftreten. Selbstverständlich ist auch in späteren Lebensmonaten des Kindes beim Manifestwerden rachitischer Symptome, insbesondere auch bei verzögerter Zahnung, eine Bestrahlungskur einzuleiten. Die Kur soll nicht zu kurz dauern, mindestens einen Monat lang und täglich oder jeden zweiten Tag; insbesondere in den Wintermonaten soll sie mit zwei je einen Monat dauernden Bestrahlungsserien wiederholt werden. Die prophylaktische Bestrahlung ist ferner für Zwillinge sowie für im Herbst geborene künstlich ernährte Kinder empfehlenswert.

b) Tetanie. Nur die rachitogene Tetanie der Säuglinge wird durch Quarzlichttherapie geheilt, während die nichtrachitische Tetanie älterer Kinder sowie die Tetanie der Erwachsenen auf Bestrahlung nicht reagiert. Hinsichtlich der Dosierung ist zu erwähnen, daß nach Huldschinsky bei der Säuglingstetanie mit möglichst starken Dosen bestrahlt werden muß, da es bei einer milden Bestrahlung zu einer Steigerung und Häufung der Tetanieanfälle kommen kann. Außerdem muß bei der Säuglingstetanie auch Kalk und Salmiak medikamentös verabreicht werden. (Kalk etwa: Chlorkalzium 6·0 bis 10·0 Gramm pro die und Salmiak als Ammonium chloratum purissimum in 10%iger Lösung, 60·0 der Lösung pro die.)

c) **Anorexie** bei kleinen Kindern sowohl als auch bei Schulkindern. Nach zirka 20 Allgemeinbestrahlungen beobachtet man häufig auffallende und meistens dauernde Besserungen des Appetits.

d) **Skrofulose.** Kinder mit stark positivem Pirquet, Drüsenschwellungen, Neigung zu Katarrhen der Atmungsorgane und Augenkomplikationen, insbesondere Phlyktaenen. — Die Technik bei den angeführten speziellen Indikationen bei Kindern ist eine milde Allgemeinbestrahlung.

e) **Hilustuberkulose.**

f) **Exsudative Diathese** sowohl bei positivem als auch bei negativem Pirquet.

g) **Nachbehandlung** tuberkulös gefährdeter Kinder nach unmittelbar vorhergegangenen Masern, Keuchhusten oder grippalen Affektionen.

3. Chirurgische Erkrankungen.

a) Wunden mit schlechter Heilungstendenz. Technik: Milde lokale Bestrahlung.

b) Osteomyelitis. Lokale Behandlung.

c) Gelenks- und Knochentuberkulose.

d) Lymphdrüsentuberkulose.

e) Peritoneale Tuberkulose, insbesondere die mit Exsudation einhergehenden Fälle.

f) Sehnenscheiden- und Schleimbeuteltuberkulose.

g) Darmtuberkulose, und zwar insbesondere Ileocoecaltuberkulose, perirektale Abszesse tuberkulöser Natur und Mastdarmfisteln. Bei allen tuberkulösen Krankheitszuständen ist neben einer mittelstarken Lokalbestrahlung auch eine milde Allgemeinbestrahlung vorteilhaft.

4. Hautkrankheiten.

Hier können nur diejenigen Krankheiten besprochen werden, bei welchen mit der künstlichen Höhensonne allein das Auslangen gefunden wird. Für viele Hautkrankheiten, bei welchen die Bestrahlung mit ultraviolettem Lichte in Betracht kommt, ist die besondere Technik mit der Kromayer-Lampe anzuwenden, über die ein praktischer Arzt ja nur ganz ausnahmsweise verfügen wird.

a) Akne vulgaris. Technik: Lokale energische Bestrahlung bis zur Bildung eines heftigen Erythems mit nachfolgender Schälung.

b) Furunkulose. Technik: Intensive Bestrahlung bis zum Entstehen einer starken Dermatitis.

c) Haarerkrankungen, und zwar Haarausfall nach schweren Infektionen, luetische Alopecie und Alopecia areata. Technik: Die Bestrahlung muß bei Einteilung der Kopfhaut in mehrere Bestrahlungsfelder an verschiedenen Tagen so durchgeführt werden, daß auf jedem dieser Bestrahlungsfelder eine heftige Dermatitis auftritt.

d) Ekzeme. Das seborrhoische Ekzem sowohl der behaarten Kopfhaut als auch des übrigen Körpers; die Ekzeme bei skrofulösen und rachitischen Kindern, das juckende Ekzema ani et vulvae, ferner Ekzeme mit Rhagadenbildung, zum Beispiel an der Brustwarze stillender Mütter, am Ohrläppchen und am Naseneingang. Technik: Mittelstarke Erythemdosis. — Beim akuten nässenden Ekzeme ist die Anwendung der Höhensonnenbestrahlung, ebenso wie beim akuten Ekzem und bei akuten Dermatosen kontraindiziert.

e) Lichen ruber planus. Technik: Schwache Erythemdosis.

f) Perniones, und zwar bei Perniones ohne Ulzeration intensive lokale Bestrahlung, während bei Perniones mit Ulzerationen die Behandlung schonender erfolgen muß, da sonst die Abheilung der Geschwüre erst recht verlangsamt wird.

g) Dermatitis herpetiformis.

Wenn man die angeführten wichtigsten Indikationen für die Anwendung der „künstlichen Höhensonne" überblickt, so ist festzustellen, daß sowohl die Indikationsstellung als auch die Dosierung und die Beurteilung der jeweiligen Wirkung nur durch einen Arzt erfolgen kann. Die Ultraviolettherapie in der Hand des Laien ist ein Unfug. Die Quarzlampe als lichttherapeutisches Gerät kann nur in der Hand des Arztes Ersprießliches leisten.

Im Interesse der Erhaltung des guten Rufes der Lichttherapie ist es weiters notwendig, daß die Ärzte selbst die Indikationen zur Anwendung der „künstlichen Höhensonne" sehr sorgfältig stellen und bei dem so behandelten Patienten sowohl die lokalen Reaktionen als auch die Allgemeinwirkungen genau beobachten. Sache der Ärzte ist es weiters, der oft lächerlichen Indikationsstellung einer schlecht angebrachten Reklame entgegenzutreten, welche schließlich sowohl in Ärztekreisen als auch beim Publikum Mißtrauen gegen eine bei vielen Krankheiten so notwendige Heilmethode erwecken müßte.

Anhang.

Die Diathermietechnik mit Plastilin-Stanniol-Elektroden.

Zur Herstellung dieser Elektroden wird die in allen Papierhandlungen erhältliche wohlfeile Modelliermasse „Plastilin" verwendet. Je nach der beabsichtigten Größe der herzustellenden Elektrode wird ein entsprechendes Stück Plastilin 1 bis 2 Millimeter dick ausgewalkt und hierauf allseits mit Stanniolfolie überzogen. Die Stromzuleitung erfolgt hier, genau so, wie dies auf Seite 16 für Stanniolelektroden beschrieben wurde, durch Auflegen einer ganz kleinen Bleiplatte auf die Plastilin-Stanniol-Elektrode. An diese kleine Bleiplatte wird das Kabel befestigt. Die Bleiplatte und die darunter liegende Plastilinelektrode werden je nach dem zu behandelnden Körperteile entweder mit einigen Bindentouren befestigt oder mittels eines Sandsackes beschwert. Der Vorteil der Plastilin-Stanniol-Elektrode gegenüber der Anwendung von Stanniol allein als Elektrodenmaterial liegt darin, daß bei der beschriebenen Applikationsart das Stanniol, welches dem Plastilin etwas anklebt, nicht so leicht einreißt. Ein weiterer Vorteil ergibt sich aus folgendem: Die Hilfselektrode aus Blei erweist sich, wenn man sie lediglich auf Stanniol auflegen muß, häufig als störend, da dieses Bleiplättchen mit dem daran befestigten Kabelschuh durch das dünne Stanniol hindurch stark in die Haut des Patienten eingepreßt wird. Dazu kommt, daß zum Beispiel eine Behandlung der Ohrmuschel das Auflegen einer Hilfselektrode aus Blei gar nicht zuläßt. Hingegen gestattet die Plastilin-Stanniol-Elektrode eine weiche Anmodellierung an den betreffenden Körperteil, dem sie sich samtweich und vollständig der Unterlage anpassend anschmiegt. Die aufgelegte Hilfselektrode aus Blei und der dazu gehörige Kabelschuh wirken bei dieser Applikationsart niemals störend.

Die Anwendung der Plastilin-Stanniol-Elektrode hat sich bei der Diathermie der Ohrmuschel, der Finger und der Zehen sehr gut bewährt. Die Plastilin-Stanniol-Elektrode ist hier natürlich die aktive Elektrode, in welche der betreffende Körperteil eingehüllt wird. Als inaktive Elektrode kann man bei Behandlung der Ohrmuschel eine große Bleiplatte auf den Rücken des Patienten legen. Bei Behandlung der Finger oder Zehen verwendet man als inaktive Elektrode zirkuläre Bleiplatten um den Unterarm oder um die Unterschenkel. Die Plastilin-Stanniol-Elektrode ist nach meinen bisherigen Erfahrungen aber auch bei Behandlung stark konvexer Körperteile, beispielsweise der Schultergelenke, der Bleiplattenelektrode vorzuziehen und ermöglicht auch eine zuverlässige und angenehm empfundene Querdiathermie des Handgelenkes und des Sprunggelenkes.

Zum Schlusse sei noch darauf hingewiesen, daß eine Randwirkung, das heißt eine Überhitzung an den Rändern der Elektrode bei der besprochenen Methodik ausgeschlossen ist, da sich das Plastilin-Stanniol, dem leisesten Drucke folgend, ganz gleichmäßig der Unterlage anschmiegt.

Sachverzeichnis.

Absorption 53
Achylia 14, 33
Adhäsionen des Darmes . . . 33
Akne vulgaris. 65
Akrozyanose 31
Alopecia 66
Amenorrhoe 33
Anämien 63
Analfissur 41
Angina pectoris 30
Anionen 10
Anker 3
— -wicklung 3
Anlaufstärke 58
Anode 10
Anorexie 65
Applikationsdauer 28
Aristogelatinepapier 59
Arsonval 6
Arsonvalisation 6, 16
Arteriosklerose 31
Arthralgie 13
Asthma 14, 31
Aszitesflüssigkeitswiderstand . 11
Atrophie des Optikus . . . 39
Augendiathermie . . . 24, 39
— -elektrode 24
— -schutz 60

Basedow 64
Bayer 59
Bernd 6
Bestrahlungstechnik 60
Bestrahlungszeit bei Höhensonne 60
Betriebsstörungen bei Diathermie 43
Bier 13
Blasenkrisen 35
Bleiplatten 17
Blutwiderstand 11
Brody 14
Brunner 32
Bucky 24, 28

Chirurgische Diathermie . . 39
Cholecystitis 33

Chlorkalzium 50
Claudicatio intermittens . . 31

Darmadhäsionen 33
— -krisen 35
— -tuberkulose 65
Dauer der Diathermieapplikation 28
— — Heißluftbehandlung . . 50
Dermatitis herpetiformis . . 66
Diabetische Gangrän . . . 31
Diathese, exsudative 65
Diathermie 1
—, allgemeine 27
— -apparate 6, 9
— -dauer 28
— -dosierung 28, 42
— -indikationen 30
— -kabel 15
— -kaustik 39
— -kontraindikationen . . . 39
—, lokale 15
— -physiologie 9
— -schorf 40
— -sonde 32
— -technik 7, 15
—, Vorsichtsmaßregeln bei 18, 42
— -wirkung 13
Dieterich 17
Dysbasia angiosclerotica . . 31
Distorsionen 51
Dosierung der Diathermie . 28, 42
Douglas-Exsudate 34
Drahtnetzelektroden 17
Drahtsystem 9
Drehstrom 3
Dreiphasiger Sinusstrom . . 3
Durchwärmung 6
Durig 56
Dynamomaschine 3
Dysmenorrhoe 33

Einphasiger Sinusstrom . . 3
Ekzeme 66
Elektrischer Funke 4

Elektrodenanlegung 19
— -form 19
— -größe 19
— -material 16, 17
— zur Kaltkaustik 40
Elektrolyse 10
Elektromagnet 3
Ellenbogengelenkdiathermie . . 37
Endokrine Störungen . . . 36
Entgiftung des Stromes . . . 2
Entladung 4
Epididymitis 34
Epilation 41
Episkleritis 39
Erfrierungen 31, 44, 66
Erschöpfungszustände 63
Erwärmung 11, 17
Erythem 56
Erythemdosis 59
Exsudate 34, 51
Exsudative Diathese 65

Fettwiderstand 11
Feuchte Elektroden 17
Fingergelenkdiathermie . 22, 38
Fissura ani 41
Frakturen 51
Freiluftsonnenbad 64
Funkenentladung 4
— -strecke 6, 7
Funktionsstörungen der männlichen Genitalien 36
Funktionsstörungen der weiblichen Genitalien 37
Fürstenberg 12
Furunkulose 66

Gaife 9
Gangrän 31
Gassul 14
Gebbert 8, 9
Gefäßerkrankungen 31
Gelenkdiathermie 37
Gelenkerkrankungen . . . 51
Gesetz nach Joule 8, 10
— — Nernst 9
Gesichtshaare 41
Gewebserwärmung 12
— -widerstand 11
Glaskörpertrübungen . . . 39
Gleichstrom 1, 7, 9
— -kurve 2
Glimmerringe 7
Glühlampenheizung 49

Gonokokken 13
Grammescher Ring 3

Haarausfall 66
Haemangiom 41
Halske 24
Handgelenkdiathermie . . 22, 38
Harnwiderstand 11
Hasselbach 56
Hautkrankheiten 65
Hautwiderstand 10, 11
Hefnerkerzen 59
Heißluftapparate 48
— -behandlung 45
— —, allgemeine 52
— —, Dauer der 50
— —, Indikationen der . . . 51
— —, lokale 51
— —, Technik der . . 47, 50, 60
— —, Temperatur bei 50
Herpes zoster 35
Herzklappenfehler 30
Herzleiden 30
— -muskelerkrankungen . . . 30
Hess 57
Hilustuberkulose 65
Hintereinanderschaltung . . . 11
Hochfrequenzapparat 5
— -strom 1, 4, 8
— —, Physiologie des . . . 9
Hodendiathermie 14, 26
Höhensonne 53
—, Dauer der Bestrahlung . . 60
—, Dosierung der 59
-, Indikationen der 61
—, Physik der 53
—, Physiologie der 54
—, Technik der 58
-, Tiefenwirkung der . . 55
—, Wirkung der 56
Hüftgelenkdiathermie . . . 38
Huldschinsky 64
Hutter 41
Hyperämie 12, 13, 14
Hyperlymphie 13
Hypophyse 14, 36
Hypoplasie der Genitalien . 14, 33

Impotenz 34, 36
Indikationen der Diathermie . . 30
— — Heißluft 51
— — Höhensonne 61
Induktorium 7
Influenzmaschine 5

Intensität 10	Lichtband 4
Interkostalneuralgie 35	— -leitungsschnüre 15
Ionenwanderung 10	Liebesny 12, 14, 15, 16
Iridozyklitis 39	Lindhart 56
Iritis 39	Lumbago 38
Ischiadicus 22	Lungenblutung 62
— -Diathermie 22, 34	Lungentuberkulose 61
Isolator 8	Lymphdrüsentuberkulose . . . 65
Joules Gesetz 10	Magenkrisen 35
— Widerstandswärme 8	— -saftdrüsen 11
	Magnet 2
Kabel 15	— -feld 3
— -schuhe 15	Marholt 9
Kalk 64	Mastkuren 64
Kalorien 10	Maximaldosis 42
Kaltkaustik 39	Mehrphasiger Sinusstrom . . . 3
Kapillaren 55	Menopause 37
Kardiospasmus 32	Mikron 53
Kathode 10	Milchsekretion 14
Kationen 10	Millimikron 53
Keimdrüsenunterfunktion . . . 14	Milzdiathermie 14
Klemmen 15	Muskelatrophie 38
Kniegelenkdiathermie . . 19, 38	Muskelrheumatismus 51
Knochentuberkulose 65	Muskelwiderstand 11
— -widerstand 11	Myalgie 13, 38, 47
Koch 9	Naevi vasculosi 41
Kochsalz 17	Nebeneinanderschaltung . . . 11
Kolmer 12	— -empfindungen 29
Kommutator 3	Nernst 9
Kondensator 7	Nervendiathermie 22
— -bett 27	— -Widerstand 11
Kontraindikationen der Diather-	Nervus ischiadicus . . . 22, 24
mie 39	Neuralgie 13, 35, 47
Kowarschik 12, 13, 28, 29	Neuritis nervi acustici 39
Kraftfeld 2	
— -linien 2	Ohrdiathermie 25, 39
Kreislaufstörungen 30	Ohrgeräusche 39
Krisen, tabische 35	Organhyperämie 14
Kromayer 58	Ornstein 32
Kühlkappe 52	Ortner 6
Kühlrippen 8	Osteomyelitis 65
Kühlung der Funkenstrecke . . 8	Ovarialhypoplasie 33
Künstliche Höhensonne . . . 53	Ovariendiathermie 26
	Oszillationen 4
Lampe nach Kromayer 58	Otosklerose 39
Leduc 13	Ozon 53
Leitungsschnüre 15	
Leukämie 63	Parallelschaltung 12
Leukozytose 13	Parametritis 33
Leydener Flasche 4	Peham 14
Lichen ruber planus 66	Perikarditis 30
Lichtbad 49, 50	Periode 2
	Peritonealtuberkulose 65

Perniones	66
Perniziöse Anämie	63
Physik der Höhensonne	53
Physiologie der Diathermie	9
— der Heißluftbehandlung	45
— des Hochfrequenzstromes	9
— der Höhensonnenbestrahlung	54, 56
Pigment	56
— -bildung	56
Pinkussen	57
Pirquet	62
Plastilin-Stanniol-Elektrode	44, 67
Pleuritis	62
Plexus brachialis	23
— -neuralgie	35
— -neuritis	35
Pneumonie	31
Poliomyelitis	36
Polyarthritis	27, 51
Potential	4
Potenzstörungen	34, 36
Preys	6
Primäre Wicklung	5
Primärspule	6
Probierlampe	44
Prostatitis	34
Pylorospasmus	33
Quarzlampe	53, 58
Rachitis	64
Randwirkung	18
Raynaudsche Krankheit	36
Reiniger	8, 9
Rekonvaleszenz	63
Rektalelektrode	26
Rektum-Diathermie	25
Rhinopharyngitis	62
Röntgenkastration	37
Salmiak	64
Sanitas	9
Schaltung hintereinander	11
— nebeneinander	11
— parallel	12
Schemel	12
Schilddrüsenunterfunktion	47
Schleimbeuteltuberkulose	65
Schmerzstillung	13
Schorf	40
Schulmeister	9
Schultergelenkdiathermie	37
Schutzbrillen	60

Schwingungen	4
Schwitzprozeduren	52
Sehnenscheidenentzündung	39
— -tuberkulose	65
Sehnervatrophie	39
Sekundäre Wicklung	5
Sekundärspule	6
Siemens	3, 9, 24
Sinuskurve	2
— -strom	2, 7
— —, dreiphasig	3
— —, einphasig	3
— —, mehrphasig	3
Skleritis	39
Skrofulose	65
Sommer	9, 15
Sonnenstrahlung	53
Spastische Erkrankungen	36
Spektrum der Quarzlampe	53
Sprunggelenkdiathermie	22, 38
Stachelzellen	55
Stanniol	16
— -elektrode	16, 44
Steckdose	44
Stecker	16
Sterzel	9
Störungen, endokrine	36
— im Diathermiebetriebe	43
Straßennetz	7
Streuung der Stromlinien	20
Stromdichte	19
— -dosis	28
— -durchtritt	11
— -generator	3
— -intensität	11
— -linien	20
— — -elektroden	17
— — -streuung	20
— -wechsel	6
Szenes	14
Tabes	35
Technik der Diathermie	7, 15
und siehe unter dem Schlagworte der verschiedenen Organe und Körperstellen.	
Technische Konstruktion der Diathermieapparate	7
— — der Heißluftapparate	47
— — der Quarzlampe	58
Teleangiektasie	41
Temperatur bei Heißluftbehandlung	50
Tendovaginitis	39

Tesla	5, 6		Wärmegefühl	12
— -schwingungen	6		— -menge	10
Tetanie	64		— -therapie	1
Thermotherapie	1		Warzen	41
Thyreoidin	47		Wasserkühlung	8
Tiefenerwärmung	17		Wechsel	2
Tiefenwirkung der Höhensonne	56		— -strom	1, 7, 9
Tonsillitis	62		— — hoher Frequenz	3
Torticollis	38		— — niederer Frequenz	3
Transformator	5		— -zahl	9
Trigeminusneuralgie	35		Wellenlänge	53
Tuberkulose	61, 65		Wicklung, primäre	5
Tyrnauer	49		—, sekundäre	5
			Widerstand	10, 11
Überhitzung der Funkenstrecke	8		Widerstandswärme	8
— der Haut	17		Wien	7
Ulcus duodeni	33		Wirbelgelenkdiathermie	38
— ventriculi	33		Wirkung, antispasmodische	13
Ultrarot	53		—, bakterizide	13
Ultraviolett	53		— des Randes	18
Umformer	7		— der Höhensonnenbestrahlung	56
Uterushypoplasie	33		Wolfram	7
Uviolglas	59		— -scheiben	7
Vaginalelektrode	26			
Veifa	9		Xanthelasma	41
Verbrennung	12			
Verdauungstrakt	32		Zehengelenkdiathermie	22, 38
Vitamine	57		Zeit	10
Vorsichtsmaßregeln bei der Diathermie	18, 42		Zeynek	6
			Zweig	41

Verlag von Julius Springer in Wien I.

Praktikum der Hochfrequenztherapie (Diathermie). Mit einem Anhang: Phototherapeutische Methodik. In sechs Vorträgen von Dr. **Hans Leo Stieböck,** Poliklin. Assistent, Leiter der Station für Strahlentherapie an der Wiener Allgemeinen Poliklinik. II. Med. Abteilung (Vorstand: Prof. Dr. A. Straßer). 42 Seiten. 1926.   RM 2·40

Handbuch der Lichttherapie. Unter Mitarbeit von O. Bernhard-St. Moritz, O. Chievitz-Kopenhagen, F. M. Exner-Wien, F. Hauer-Wien, W. Hausmann-Wien, K. Huldschinsky-Berlin, E. Lang-Erlangen, A. Laqueur-Berlin, G. Politzer-Wien, L. Schönbauer-Wien, J. Sorgo-Wien, O. Strandberg-Kopenhagen, J. Urbanek-Wien, R. Volk-Wien, C. H. Würtzen-Kopenhagen. Herausgegeben von **W. Hausmann** und **R. Volk.** Mit 106 Abbildungen und 36 Tabellen im Text. 448 Seiten. 1927.
RM 36·—, in Ganzleinen gebunden RM 38·—

Röntgentherapeutisches Hilfsbuch. Für die Spezialisten der übrigen Fächer und die praktischen Ärzte. Von Dozent Dr. **Robert Lenk,** Assistent am Zentralröntgenlaboratorium des Allg. Krankenhauses in Wien. Mit einem Vorwort von **Guido Holzknecht.** Dritte, verbesserte Auflage. 89 Seiten. 1927.   RM 4·80

Leitfaden der Elektrotherapie. Von Dr. **Fritz Kraus,** Assistent für physikalische Therapie an der Deutschen Psychiatrischen Universitätsklinik in Prag. 54 Seiten. 1928.   RM 2·80

Medizinisches Seminar. Herausgegeben vom **Wissenschaftlichen Ausschuß des Wiener medizinischen Doktorenkollegiums.** 508 Seiten. 1926.   In Ganzleinen gebunden RM 13·50
Wenige Monate nach Erscheinen mußte, um der wachsenden Nachfrage zu genügen, ein unveränderter Neudruck angefertigt werden. — Der praktische Arzt findet hier in gedrängter Form die wichtigsten Fragen, die in der Praxis an ihn herantreten, knapp und übersichtlich beantwortet und nach Materien geordnet. Ein sorgfältiges alphabetisches Register ermöglicht ein rasches Nachschlagen.

Medizinisches Seminar, Neue Folge. Eine notwendige Ergänzung des obigen Bandes, da durchaus neue Themen Aufnahme fanden. 450 Seiten. 1928.   In Ganzleinen gebunden RM 13·50

MIX
Papier aus verantwortungsvollen Quellen
Paper from responsible sources
FSC® C105338

If you have any concerns about our products,
you can contact us on
ProductSafety@springernature.com

In case Publisher is established outside the EU,
the EU authorized representative is:
**Springer Nature Customer Service Center GmbH
Europaplatz 3, 69115 Heidelberg, Germany**

Printed by Libri Plureos GmbH
in Hamburg, Germany